KB193654

닥터덕의

세포 리셋

닥터덕의 세포 리셋

1판 1쇄 발행 2024. 10. 14.
1판 2쇄 발행 2024. 10. 15.

지은이 김덕수(닥터덕)

발행인 박강휘
편집 박익비 디자인 조명이 마케팅 김새로미·이유리 홍보 강원모
발행처 김영사
등록 1979년 5월 17일(제406-2003-036호)
주소 경기도 파주시 문발로 197(문발동) 우편번호 10881
전화 마케팅부 031)955-3100, 편집부 031)955-3200 | 팩스 031)955-3111

값은 뒤표지에 있습니다.
ISBN 979-11-94330-00-4 03510

홈페이지 www.gimmyoung.com 블로그 blog.naver.com/gybook
인스타그램 instagram.com/gimmyoung 이메일 bestbook@gimmyoung.com

좋은 독자가 좋은 책을 만듭니다.
김영사는 독자 여러분의 의견에 항상 귀 기울이고 있습니다.

닥터덕의

세 포
리 셋

만성피로, 만성질환,
가속노화에서
평생 해방되는 법

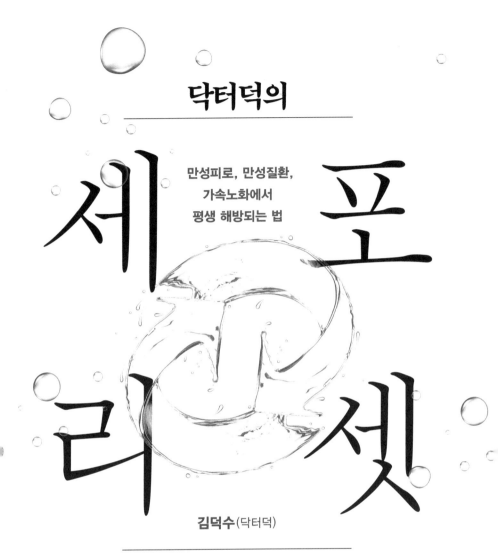

김덕수 (닥터덕)

김영사

첫 번째 책에 이어 두 번째 책도 읽어보니 역시나입니다. 닥터덕 유튜브의 마지막 멘트 '온 국민이 건강해지는 그날까지'라는 표현처럼 이 책이 전 국민의 건강 기능을 향상시키리라 믿어 의심치 않습니다. 건강한 삶에 대한 기능의학적 원리와 질병에 대한 폭넓은 이해 그리고 각 질병에 대한 세세한 치료법을 가득 담아내고 있습니다. 이 책을 가까이 두고 하나씩 실천하면 건강에 큰 유익이 있을 것입니다.

_**최진석**(하동참사랑연합의원 원장)

암, 만성질환 정복의 길은 높은 산을 넘고 깊은 물을 건너야 하는 것처럼 멀고 험난합니다. 그 치유 과정과 결과가 행복하고 보람 있으려면, 눈 맑고 지혜로운 안내자가 필요합니다. 닥터덕 김덕수 원장님이 바로 그런 분입니다.

_**어해용**(대한임상암대사학회 회장, 힐락의원 원장)

김덕수 원장님이 서울이 아닌 지방에서 개원을 하고 계시지만, 기능의학 분야에서는 대가라는 소리를 듣습니다. 그만큼 기능의학을 열심히 공부하고 연구하며 환자분들을 성심성의껏 치료해왔기 때문이죠. 이번 책을 보니, 각각의 내용마다 환자 치료에 대한 진료 경험이 함께 쓰여져 일반 독자분들이 읽고 이해하기 정말 좋을 것 같습니다. 저도 이 책을 읽으면서 많이 배웠습니다. 많은 분이 이 책이 안내하는 대로 건강하게 살아가시길 바랍니다.

_**염창환**(염창환병원 원장)

코로나19 시대를 거치면서 건강과 질병을 보는 시각이 참 많이 변했습니다. 그동안 기능의학으로 아이들을 치료하면서 왜 몸을 해독해야 하고, 왜 영양제를 먹어야 하고, 왜 음식을 조절해야 하고, 왜 자연을 벗 삼아 놀아야 하는지 등을 수없이 언급했지만, 아무도 듣지 않았습니다. 지금은 버스 외벽에도 하루 권장량의 수십수백 배 되는 영양제를 선전하는 세상입니다. 사람들의 일상에서 유산균은 하루 세 끼 밥 외에 먹어야 하는 간식이 되었고, 하루 수십억 원에 달하는 비용이 해외 직구를 통한 영양제 조달에 쓰이고 있습니다. 원료가 무엇인지도 모르는 국적 불명의 영양제들이 판을 치는 요즘, 어떻게 영양제를 먹어야 하고, 어떻게 건강관리를 해야 하는지 더 고민스러울 뿐입니다. 그런데 다행스럽게도 바로 이 책에서 그 답을 찾을 수 있습니다. 어떻게 영양제를 선택해야 하는지, 어떤 영양제를 먹어야 좋은지, 15년 동안 기능의학으로 환자를 치료해온 김덕수 원장님의 노하우가 그대로 담겨 있기 때문입니다.

_지영미(대한제암거슨의학회 부회장, 이지소아청소년과 대표원장)

인간을 환자로만 보려는 현대 의학의 특성과 한계를 직시한 김덕수 원장은, 스스로 생활 습관을 단정하게 하고 필요하다면 자신이 직접 투약해 자기 몸의 건강을 확인합니다. 그런 다음에야 자기 몸을 대하듯 내원자를 인격적으로 대하며 겸손하고 격조 높은 치유에 임합니다. 그렇기 때문에 이 책에 전문 용어가 많아도 어렵게 느껴지지 않습니다. 독자가 다 박식한 의사일 필요는 없습니다. 김덕수 원장의 책은 현대 의학과 약학이 펼쳐놓은 수많은 미로 속에서 고행과도 같은 외로운 답사를 미리 마치고, 독자인 우리가 그 미로에서 길을 잃지 않도록 '건강한 인간'이라는 목적지에 이르도록 안내하고 있습니다.

_유해무(고려신학대학원 교수)

질병 해방과 예방으로
안내하는 건강 혁명

어느 학문이든 열심히 공부하고 연구하면 할수록 끝이 없음을 알게 됩니다. 그리고 자신이 알고 있는 게 얼마나 부족하고 빈약한지 깨닫게 되죠. 의사로서 환자를 진료한 지 벌써 30년이 넘어가지만 아직도 저의 미숙함과 무지함을 실감할 때가 많습니다. 그럼에도 불구하고 저를 찾아주고, 저에게 몸을 맡겨주는 환자분들께 깊이 감사드리며, 제가 할 수 있는 최선을 다해 진료할 것을 다짐합니다.

2022년 첫 번째 저서 《기능의학을 알면 건강이 보인다》를 출간할 때만 해도 두 번째 책을 쓸 거라고는 생각하지 못했습니다. 첫 책을 쓸 때 정말 많은 시간과 노력이 필요했기 때문입니다. 그동안 하고 싶었던 이야기를 한 권의 책에 모두 담으려 했지만 쓰면 쓸수록 내용이 방대해져 많은 걸 포기할 수밖에 없었습니다. 이후 현장에서 계속 환자를 진료하는 동안 과거에 없던 새로운 검사법이 개발되고, 좀 더 유용한 치료 아이디어가 떠오르기도 했습니다. 아울러 여러 가지 의문이 새로 생겼습니다.

'혈압약, 당뇨약이 치료제라면 왜 죽을 때까지 먹어야 하는 것일까?'
'감기에 걸리면 누구는 3일 정도 약물을 복용하면 완치되는데, 누구는 일주일이 넘도록 호전되지 않는 이유는 무엇일까?'

환자분들이 호소하는 증상은 다양한데 대부분의 약물은 해당 증상을 완화하는 임시방편책에 불과하다는 사실을 깨달은 후, 저는 일찍이 기능의학이라는 학문에 관심을 갖게 되었습니다.

기능의학은 질병의 원인을 찾아서 좀 더 근원적인 치료를 하는 학문입니다. 현대 의학이 과학의 발달과 함께 눈부시게 발전한 것은 맞지만, 약물 치료에 관해서는 분명한 한계가 있습니다. 그래서 여러분에게 기능의학적 몸 관리가 왜 필요하고, 우리 몸의 건강에 필수적인 것은 무엇인지 알려드리고자 합니다.

세상은 정보로 넘쳐납니다. 정신을 차리지 않으면 정보의 홍수에 휩쓸려 무엇이 참이고 거짓인지 분별하기조차 어렵죠. 건강에 대한 정보 또한 그렇습니다. 매일매일 쏟아지는 내용을 다 살펴볼 수도 없으려니와 무엇이 옳은지 판단할 능력도 없습니다. 사람들이 우르

르 몰려가면 대부분 그 길이 바른 줄 알고 무작정 따라갑니다.

그런데 세상은 우리의 생각처럼 마냥 순수하지도 마냥 아름답지도 않습니다. 물질만능주의가 판을 치는 세상에서 의료 산업도 막대한 '돈'이 오가는 하나의 자본 시장일 수밖에 없습니다. 누군가가 이익을 본다면 누군가는 손해를 입을 테죠. 옳지 않은 길을 걷고도 성공할 수 있습니다. 따라서 무엇인가 잘나간다고 해서 선망할 필요는 없습니다. 과학은 어느 분야든 올바른 진리를 찾는 게 목표니까요. 그런데 여기서 사고하고 판단하는 기준점이 틀렸거나 잘못된 명제에서 시작한다면, 우리는 올바른 목표를 향해 갈 수 없습니다.

그렇다면 무엇을 바라보며 가야 할까요? 어떤 기준으로 바르게 판단해야 할까요? 저는 그동안 유튜브 채널 '닥터덕'을 통해 올바른 의학 정보를 전달하려 노력해왔습니다. 하지만 제 의도와 취지는 보지 않고, 일부 내용들에 트집을 잡는 분들이 종종 있었습니다. 사고의 시작점이 다른 걸 제가 바로잡기는 어려울 것입니다. 그렇지만 이번 책에서 제가 할 수 있는 한 최선을 다해 여러분을 설득하려 합니다.

저의 첫 저서《기능의학을 알면 건강이 보인다》가 기능의학에 대해 자세히 설명하고 이를 알리는 데 중점을 뒀다면,《닥터덕의 세포리셋》은 기능의학을 처음 접하는 사람도 쉽게 기능의학적 건강 상식을 얻을 수 있도록 썼습니다. 무엇보다 일상생활에서 바로 적용

가능한 실용적이고 실천적인 제안을 중심으로 엮었습니다. 영양제 섭취부터 우리가 잘못 알고 있는 건강 상식, 기능의학적 몸 관리의 주요 치료 장기인 위장·소장·대장의 건강 유지 비법, 질환별 기능의학적 관리 등을 구체적으로 안내했습니다. 이 책이 여러분의 건강관리를 돕는 의학 지침서로 유용하게 쓰이길 바랍니다.

2024년 가을 포항에서
닥터덕 김덕수

기능의학이란?

세포가 건강해야
몸의 기능이 정상화된다

이 책을 읽는 독자 중에는 아마도 기능의학functional medicine이라는 말을 처음 들어본 분이 많을 것입니다. 실제로 저는 병원 안팎에서 종종 이런 질문을 받곤 합니다.

"기능의학이 뭐예요?"
"기능의학 진료를 받으려면 어느 과로 가야 하나요?"

기능의학은 인간이 건강하기 위해서는 각각의 장기가 건강해야 하고, 장기가 건강하기 위해서는 조직이 건강해야 하며, 조직이 건강하기 위해서는 세포가 건강해야 한다고 주장합니다. 각각의 장기, 조직, 세포의 기능function이 정상적으로 잘 돌아갈 때에 우리는 그

사람이 '건강하다'고 말할 수 있습니다. 전통 의학conventional medicine
이 질병에 걸린 이후 어떻게 치료할지를 이야기하는 후처치적 의미
가 강하다면, 기능의학은 질병의 근원을 찾아서 그 질병에 걸리지
않는 몸을 만들려고 노력합니다.

여러분이 알고 있는 전통 의학은 말 그대로 과거에서부터 지금까
지 내려오는 의학을 말합니다. 그렇다 보니 전통 의학은 옳고 기능
의학은 마치 사이비인 것처럼 인식하는 경우가 있는데, 그렇지 않
습니다. 전통 의학을 바로 이해하려면 그 태생을 알아야 합니다. 우
리는 흔히 옛것은 좋고 올바르다고 여기는 경향이 있습니다. 그러
나 전통 의학에 태생적 문제가 있다면 그런 생각이 과연 정당한지
고민해볼 필요가 있겠죠.

결론부터 말씀드리면, 이런 고민 끝에 탄생한 것이 바로 기능의
학입니다. 이렇게 말씀드리면 일부 극단적인 분들은 전통 의학을
돈만 밝히는 사기꾼처럼 치부하는 경향이 있는데, 이 또한 옳지 않
습니다. 기능의학의 기초는 전통 의학에 있습니다. 요컨대 의학이라
는 학문의 기초를 무시하거나 틀렸다고 주장하는 게 아닙니다. 전
통 의학이라는 초석 위에서 좀 더 올바른 개념의 의학적 접근을 하
자는 것입니다.

전통 의학의 시작은 어찌 보면 미국 의학의 태동과 궤를 같이한
다고 볼 수 있습니다. 과거 소독이라는 개념도 없이 수술하던 시절

에는 환자들이 왜 죽어나가는지 그 이유조차 몰랐죠. 그러다 세균 감염에 대해 알게 되었고, 그 후 항생제가 개발되어 많은 사람의 목숨을 살리는 데 엄청난 기여를 했습니다. 이렇게 시작된 의학의 발달은 제약 산업과 연계될 수밖에 없었습니다.

미국에서는 각 주별로 주립 의과대학을 세웠는데, 이를 후원한 대표적 단체가 카네기재단과 록펠러재단 같은 곳이었습니다. 이러한 의과대학에서는 약물 치료가 교육의 주된 목표였죠. 이들 재단이 의과대학과 함께 제약 회사를 설립해 향후 의사들이 환자에게 약물 치료를 중시하는 조약調藥의 기반을 만들었기 때문입니다. 그러면서 이들은 허브, 침, 뜸 등의 민간요법을 불법적인 치료로 낙인찍었습니다. 지금도 미국의 일부 주에서는 암 환자에게 항암 치료제를 권하지 않을 경우 불법으로 간주합니다.

문제는 약물의 한계에 있습니다. 약물은 근본적 치료제라기보다는 증상 완화제에 가깝습니다. 항생제와 항진균제 같은 몇몇 약물을 제외하고 대부분의 약물은 증상 완화제로 만들어졌기 때문에 증상이 있는 한 계속해서 꾸준히 복용하게끔 되어 있습니다. 그래서 고혈압, 고지혈증, 당뇨병 같은 대사질환 환자들이 한 번 약을 복용하기 시작하면 죽을 때까지 먹는 것입니다.

그러나 기능의학적 사고로 대사 질환을 바라보면, 이런 약물은 전혀 필요하지 않습니다. 약을 복용하지 않으면 위험하다는, 제약사의 후원을 받아 쓴 수많은 논문에 매몰되어 아직도 많은 의사가 약물에 의존해서 환자를 돌보고 있습니다. 이 모든 문제는 단순히 의사들의 무지로 인한 것만은 아닙니다. 자기 몸의 치유 능력을 무시한 채 편리하게 약물에만 의존하려는 환자들의 게으름도 한몫을 하고 있습니다.

세상에 공짜로 얻는 것은 하나도 없습니다. 모든 것에는 대가가 따릅니다. 우리가 건강을 얻기 위해서는 그만큼의 노력이 필요합니다. 사람들에겐 건강하길 원하면서도 그에 상응하는 노력은 하지 않으려는 이중성이 있습니다. 그래서 "세상에 못 고치는 병은 없다. 못 고치는 습관만 있을 뿐이다"라는 명언이 생겨난 것인지도 모르죠.

지금부터 여러분이 그동안 어떤 잘못된 지식의 홍수 속에 살아왔으며, 어떤 잘못된 생각과 습관 때문에 불편한 증상을 겪고 있는지 이야기해보려 합니다. 모쪼록 전통 의학의 편견에 갇혔던 귀와 가슴이 열려 여러분의 삶에 건강과 평안이 깃들길 기원합니다.

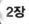

2장

당신이 낫지 않는 진짜 이유
: 약물 치료와 현대 의학의 한계

5장

매일 더 건강해지는 법

: 기능의학이 강조하는 건강 상식들

부록

1장

세포,
어떻게 리셋할 것인가

: 영양제로 완성하는 세포 건강

건강식품의 홍수 속에서 살아가는 요즘, 영양제 관리도 똑똑하게 해야 할 필요가 생겼습니다. 약사, 의사, 일반인 할 것 없이 수많은 사람이 영양제와 관련한 갖가지 정보를 알려주지만, 그걸 다 찾아볼 시간조차 없는 게 현실입니다. 게다가 누구의 말이 옳고 그른지 구별할 능력도 대부분 부족합니다. 그래서 환자들은 어쩔 수 없이 지인이나 믿을 만한 의사의 조언을 받아 영양제를 섭취하죠. 그렇게 점점 영양제는 현대인의 필수품이 되었습니다. 지금부터 어떻게 하면 영양제를 더 슬기롭게 섭취할 수 있는지, 기능의학자 닥터덕이 조언해드리겠습니다.

비타민 섭취가
답이다?
——— 영양제

과학의 발달로 과거에는 몰랐던 사실을 지금은 많이 알 수 있습니다. 눈에 보이지 않는 미세한 입자를 관찰하면서 분자영양학의 기능을 발견했고, 그 덕분에 비타민이나 미네랄 같은 미세 영양소의 기능이 인체에 얼마나 중요한지 깨달았죠. 그중 비타민은 단연코 중요한 영양소 가운데 하나입니다. 현재 많은 과학자와 의학자가 아직까지 잘 알려지지 않은 비타민의 여러 가지 기능에 대해 열심히 연구하는 이유입니다.

우리 몸을 바라보는 관점에 대하여

제가 어려서 공부할 때는 과학을 마치 절대적 진리처럼 여겼습니다. 그러나 철이 들고 나서는 과학을 대하는 그런 자세와 생각은 믿음의 영역이라는 걸 알았죠. 어느 누구 하나 본 적도 들어본 적도 없는 과학을 완전하지도 않은 이론에 근거해 설명하는 걸 보면서 확실하게 깨달았습니다. 과학의 모든 이론은 명제가 아닌 믿음의 영역이라는 것을 말입니다.

완전한 무에서 유를 창조하는 것이 과연 가능할까요? 100년 전만 해도 우리가 전화기와 TV를 손에 들고 다니는 세상이 올 거라고 믿은 사람은 한 명도 없었습니다. 이런 전화기와 TV의 발명조차 완전한 무에서 유가 창조된 것은 아닙니다. 기존의 재료를 이용해서 개발된 것입니다. 그렇다면 그 재료는 어떻게 만들어졌을까요?

의학을 공부하면 할수록 인체의 신비를 더 강하게 느낄 수 있습니다. 이렇게 복잡하면서도 완벽한 조화를 이루는 인체가 아주 오래전 아메바 같은 세포 하나로부터 시작해 어류에서 양서류로, 양서류에서 파충류로, 파충류에서 포유류로 진화했다는 이론이 얼마나 황당무계한 믿음의 영역인지 저는 깨달았습니다. 누군가 완벽하게 설계할 수 있는 지혜를 갖지 않고서는 불가능한 일입니다.

여러분이 평소에 착용하는 시계는 물질의 성분으로만 보면 아주 단순합니다. 철과 유리로 만들어졌죠. 이처럼 성분은 단순하지만 복잡하고 정교한 부품으로 가공되어 정확한 시간을 나타내는 기능을 합니다. 땅속의 철과 석영이 무수한 세월이 흐르는 동안 자연적으로 진화해 태엽과 나사와 유리로 변했고, 평소 여러분이 착용한 시계 같은 완성품이 되었다고 믿는 분이 있을까요? 인체는 이런 시계와는 비교조차 불가능한 완벽에 가까운 창조물입니다.

저는 과학자이면서 창조를 믿는 사람입니다. 진화론도 이론이고, 창조론도 이론입니다. 그런데 같은 이론이건만 우리는 학교에서 진화론을 배웠다는 이유로 그걸 진리라고 믿습니다. 조금만 사고의 폭을 넓히면 그게 얼마나 허무맹랑한 이론인지 알 수 있지만 대부분의 사람은 그렇게 생각하지 않습니다. 그냥 믿습니다.

비타민 이야기를 하다가 갑자기 왜 창조론과 진화론 이야기를 꺼내는지 궁금할 겁니다. 그 이유는 창조론의 관점에서 인체를 바라보면 그동안 보이지 않던 것들이 보이기 때문입니다. 우리의 인체는 창조 당시와 지금 어떻게 다른지, 왜 그렇게 달라졌는지, 그 이유를 알 수 있기 때문입니다. 그렇게 인지하기 시작하면, 치료의 올바른 방향도 볼 수 있습니다.

인간의 수명이 줄어든 2가지 이유

창조 당시 인간의 몸 상태는 완벽에 가까웠습니다. 《성경》의 〈창세기〉에 따르면 창조주는 인간의 몸을 당신처럼 영원히 살 수 있게 만드셨죠. 심지어 타락한 아담의 후손들조차 홍수 심판을 겪기 전까지는 무려 1000세 가까이 살았습니다. 무드셀라는 969세를 살았죠. 무드셀라만 오래 산 게 아닙니다. 당시 사람들은 적게는 600세에서 많게는 900세까지 살았습니다. 이런 일이 가능했던 것은 인체를 그렇게 설계한 분이 계셨기 때문입니다.

　그렇다면 인간은 왜 90세 이상을 살기 힘든 몸이 되었을까요? 가장 큰 이유는 창조된 지구의 변화에서 찾을 수 있습니다. 노아의 홍수 이후 크게 2가지 변화가 있었죠. 40일 동안 지구 전체를 뒤덮는 비가 내렸습니다. 40일간 내린 비의 양은 지금 존재하는 지구상의 물이 증발해 비가 되어 내리는 메커니즘으로는 불가능합니다. 따라서 지구를 뒤덮은 다른 '물층'이 하늘에 있었으며, 그것이 땅에 쏟아져 내려 지금의 바다가 되었다고 볼 수 있습니다. 창조 당시 하늘의 '물층'은 땅에서 살아가는 인간과 동식물을 기온의 급격한 변화와 우주의 유해 광선으로부터 보호하는 기능을 하는 등 큰 역할을 하였습니다. 그런데 그 '물층'이 사라지고 나서 인간의 수명이 급격하게 줄어들었습니다. 노아(BC 3043년경) 이후 10세대도 채 지나지 않아 지금 인류의 수명까지 감소했습니다.

　또 다른 이유는 먹을거리의 변화입니다. 창조 당시 하나님이 인간에게 허락한 음식은 씨 맺는 채소와 과일 그리고 곡식이었습니다. 그것으로도 충분했다는 뜻입니다. 그런데 노아의 홍수 심판 이후 육식을 허락했습니다. 하지만 단순히 육식이 인류의 수명을 낮추었다고 볼 수는 없습니다. 지금도 채식주의를 고수하는 분이 많습니다만, 그분들의 수명이 크게 늘지는 않았으니까요. 아마도 유전자의 변화가 있지 않았을까 유추할 뿐입니다.

과학자들은 인간의 수명이 이렇게 급속도로 줄어든 이유를 산화 스트레스에서 찾습니다. 우주에서 날아오는 유해 광선과 무분별한 자연 개발로 인해 발생한 오염 물질(중금속, 환경호르몬)이 인체의 산화 스트레스를 증대시켜 유전자의 변이를 일으킵니다. 토양이 황폐해지다 보니 작물의 영양소가 고갈되고, 농약 같은 오염 물질에 노출됨으로써 인체가 스스로를 치료할 수 있는 능력을 잃어버리게 된 것이죠. 게다가 자연에서 나오는 먹거리 대신 공장에서 만든 가공식품을 더 자주 찾습니다. 그렇게 해서 병에 걸리면 우리 몸에 필요하지 않은 성분을 조합해 만든 약을 처방받습니다. 그 약도 많이 먹으면 독이 됩니다.

비타민, 미네랄 등은 인체에 없어서는 안 되는 중요한 성분입니다. 창조자가 인체를 설계할 때부터 갖춰놓은 기본 성분이죠. 과거 사람들이 아무런 이유도 없이 죽어나갈 때, 레몬과 라임을 먹고 기력을 회복하는 걸 보고 비타민C의 존재를 발견했습니다. 이처럼 사람은 기본 영양소가 부족해지면 죽을 수도 있습니다. 우리는 자연계에 존재하는 동식물을 통해서 영양소를 섭취해야 하는데, 환경의 변화로 인해 음식에서 영양소를 충분히 공급받지 못하고, 오히려 인체에 산화 스트레스를 일으키는 유해 물질에 더 많이 노출됨으로써 질병에 걸릴 위험이 높아졌습니다. 특히 산화 스트레스로 인한 유전자 변이는 우리 몸이 섭취한 영양소를 올바르게 이용할 수 없게끔 만들어 영양제를 복용해도 그 효과가 떨어집니다.

부족한 영양소를 보충하는 가장 확실한 방법

일부 자연주의에 경도된 분들은 영양제도 합성 물질이라며, 오히려 해롭다고 말합니다. 물론 자연 그대로의 식재료를 이용해서 영양을 섭취하는 것이 당연히 좋겠죠. 하지만 오염은 점점 심해지고, 식재료의 영양 성분은 점점 줄어들고 있는 게 현실입니다. 따라서 유전자 변이로 인해 섭취한 영양소를 활성형으로 대사시키지 못하는 분들에게는 어쩔 수 없는 대안으로 영양제가 필요합니다.

노벨상을 두 번이나 수상한 미국 물리화학자 라이너스 폴링Linus Pauling 박사는 "모든 질병을 연구해보면 결국에는 영양 결핍으로 귀결된다"고 말했습니다.

기능의학자인 저 역시 환자를 치료할 때 다음과 같은 기본자세를 갖고 있습니다. '이 환자는 어떤 라이프스타일로 지내다가 지금의 영양 결핍에 이르렀을까?'

저는 그 원인을 찾기 위해 노력하고, 자신도 모르게 몸에 쌓여 있는 오염 물질을 체외로 배출할 수 있게끔 도와드립니다. 저는 개인적으로 건강이란 충분한 영양 공급이 가능한 몸 상태를 만드는 것, 그리고 몸을 망치는 오염 물질로부터 자신을 보호하는 것이라고 생각합니다. 제가 진료실에서 만나는 대부분의 환자는 자신이 오염 물질에 얼마나 노출되었는지 모르며, 건강을 잃기 전에는 영양 결핍인지도 모른 채 살아갑니다. 우리나라보다 선진국인 유럽도 40%가 영양 결핍이라고 합니다.

이렇게 생각하면 쉽습니다. 즉, 만일 여러분이 충분한 영양을 공급받고 오염 물질에 노출되지 않은 깨끗한 상태라면 지금의 질병을 앓지 않을 것입니다. 하지만 뭔가 불편한 증상과 함께 질병이 찾아왔다면 영양이 결핍되고 오염에 노출된 상태라고 보면 됩니다. 여러분이 그걸 인지하지 못할 뿐입니다.

제 환자 중에는 몸에 좋다는 영양제는 뭐든 다 먹는 분이 더러 있습니다. 그렇게 섭취해도 몸에 별로 불편한 점이 없다면, 크게 상관하지는 않습니다. 그러나 몸에 좋다는 영양제를 많이 먹으면서도 기능의학자를 찾아올 정도로 몸 상태가 좋지 않다는 것은 뭔가 잘못되었다는 뜻입니다. 검사를 통해서 좀 더 종합적으로 각자의 몸 상태에 맞는 영양제를 추천받아 복용하는 게 필요합니다.

기능의학자의 역할은 환자 개인별로 부족한 영양소를 찾아서 보충해주고, 노출된 오염원을 체외로 배출할 수 있도록 도움을 주는 데 있습니다.

개인별 맞춤 비타민 섭취가 중요한 이유

———— SNPs

많은 분이 비타민의 중요성을 알고, 개인적으로 비타민을 구입해서 복용하고 있습니다. 보통은 지인들의 추천을 받거나 매스컴에서 자신이 선호하는 연예인이 선전하는 광고를 보고 구입하죠. 기능의학자인 저도 비타민을 공부하던 초창기에는 TV에서 선전하는 비타민을 비롯해 여러 가지를 직접 구매해서 복용했습니다. 그런데 성분표만 보면 너무도 좋은 조합으로 만든 영양제처럼 보이는 것도 실제로 먹어보면 그렇지 못한 경우가 허다했습니다. 또 한 회사의 제품을 종류별로 구매해 복용해보고는 효과가 없어 나머지 제품을 뜯지도 않은 채 모두 버리기도 했죠.

시중에서 판매하는 비타민은 그 종류만 해도 수십수백 가지는 됩니다. 따라서 일반인들은 어떤 비타민을 먹어야 할지 판단하기가 힘든 게 현실입니다. 자신이 먹어서 효과를 본 비타민을 지인에게 추천했더니 별로였다는 경우도 많습니다.

유튜브 댓글을 통해 자신의 불편한 증상을 토로하며 어떤 영양제를 먹으면 좋을지 물어보는 분도 적지 않습니다. 하지만 영양제를 섣불리 추천 및 처방을 해드리기가 참 곤란합니다. 같은 비타민이라고 해도 누구에게는 효과가 있고 누구에게는 효과가 없습니다. 이유가 무엇일까요? 개인별 몸 상태가 다르기 때문입니다. 자신의 몸 상태에 맞는 영양제를 복용해야 특별한 효과를 볼 수 있습니다.

제 환자 중 한 분은 확 달라진 자신의 몸 상태에 감격했는지 이렇게 묻기도 했습니다. "원장님! 이게 무슨 성분이에요? 어떤 성분이기에 이렇게 몸이 좋아질 수 있죠? 혹시 특별한 약이 들어 있나요?" 만약 똑같은 조합으로 다른 환자에게 처방하면 어떨까요? 아마 그 환자만큼 효과를 보지 못할 겁니다. 몸 상태가 다르기 때문이죠.

기능의학자들은 영양제가 모든 사람에게 무조건 좋다고 말하지 않습니다. 기능의학 검사를 통해 환자 개개인의 몸 상태를 파악하고, 부족한 개인별 영양소를 맞춤으로 처방해야 합니다. 요즘은 과학이 발달해 새로운 검사법, 즉 비타민 단일염기다형성SNPs, Single Nucleotide Polymorphism(단일 유전자 변이) 검사가 개발되었습니다. (SNPs에 대한 자세한 내용은 부록을 참고하세요.) 이는 기능의학자라면 반드시 숙지해야 하는 검사법입니다. 개인별 맞춤형 비타민을 처방할 수 있기 때문입니다. 모든 사람이 자신의 비타민 대사 유전자 변이 검사를 정확하게 해서 그에 맞는 비타민을 찾아 섭취해야 합니다. 그렇지 않으면 아무리 좋은 비타민을 복용하더라도 효과를 보지 못할 수 있습니다.

여러분이 먹는 영양제는 대부분 기본형 비타민입니다. 제품마다 다르지만 기본형 비타민은 몸속에서 대략 둘 이상의 활성화 단계를 거쳐야 합니다. 그런데 활성화 단계에 필요한 효소를 만드는 유전자의 변이가 있을 경우, 최종적으로 쓰이는 활성형 비타민이 결핍되어 비타민을 먹으면서도 비타민 결핍 증상을 경험할 수 있습니다.

대표적으로, 임신을 하면 산부인과에서 처방하는 기본 영양제 중하나가 엽산입니다. 엽산 결핍 상태에서 임신을 하면 치명적 유전 질환을 유발할 수 있습니다. 그래서 모든 산모는 임신과 함께 엽산을 복용하죠. 병원에서 처방하는 엽산은 비타민B 복합체의 일종인 합성형 엽산입니다. 그런데 만일 산모에게 기본형 엽산folate, 곧 비타민B9 대사 유전자인 MTHFRmethylene tetra hydro folate reductase 변이가 있다면, 합성형 엽산이나 기본형 엽산을 활성형 엽산 형태로 변화시킬 수 없어 결국 엽산 결핍으로 인한 여러 가지 유전적 질환에 노출됩니다. 거기에 더해 활성화되지 못한 기본형 엽산이 오히려 엽산 대사를 방해하는 역할까지 해서 더욱 치명적일 수 있습니다.

기능의학이 안내하는 비타민 섭취법

저를 찾아오는 분들 중엔 채식주의자도 많이 있습니다. 그분들은 채식만으로도 충분한 비타민을 섭취할 수 있다고 주장하는데, 실제로는 그렇지 않습니다. 예를 들어, 채소를 통한 비타민A 섭취는 베타카로틴beta carotene 성분으로 흡수해 이것을 몸속에서 레티놀retinol로 변환시킵니다. 그런데 베타카로틴을 레티놀로 변환하는 유전자의 변이가 있을 경우에는 아무리 많은 양의 당근을 섭취하더라도, 비타민A 결핍에 빠질 수 있습니다. 따라서 채식을 좋아하고 육식은 한 달에 한두 번밖에 하지 않는 분도 마찬가지로 검사를 통해 자신에게 필요한 비타민을 찾아서 보충하길 권합니다.

어떤 분은 수용성비타민C를 1,000mg(1g)만 섭취해도 설사를 합니다. 보통 몸속에 비타민C가 충분할 때는 장관 흡수율이 떨어져 삼투압의 영향으로 설사를 하는 경우가 종종 있습니다. 그런 분은 오랫동안 비타민C를 복용했을 확률이 높습니다. 그런데 처음 비타민C 1,000mg을 먹고 설사를 한다면, 비타민C 운반 통로 유전자 변이가 있는지 확인해야 합니다.

장관에서 흡수한 비타민C가 혈액을 타고 돌아다니다 원하는 목표의 세포 안으로 들어가기 위해서는 반드시 비타민C 운반 통로를 이용해야 합니다. 수용성비타민C는 이 운반 통로를 거치지 않고는 세포 안으로 들어갈 방법이 없습니다. 그런데 그 통로에 유전자 변이가 있을 경우에는 잘 들어갈 수 없기 때문에 장내에 머무는 비타민C로 인해 삼투압 설사를 할 수 있습니다. 따라서 이런 분에겐 수용성비타민C의 운반 통로를 사용하지 않는 지용성비타민C 복용을 추천합니다.

비타민D는 햇빛을 통해 피부에서 기본 형태가 만들어지고, 간과 신장을 거쳐 활성형 비타민D로 바뀌어 쓰입니다. 그런데 현대인은 선크림과 양산을 이용해 아예 햇빛을 차단해버립니다. 당연히 비타민D가 부족할 수밖에 없고, 이를 영양제로 보충합니다. 시중에서 판매하는 비타민D는 저장 형태인 비타민D3(25-OH D3)입니다. 이것만 먹어도 몸에서 충분히 활성형으로 바꿔서 쓸 수 있지만, 유전적인 문제가 있는 분들은 처음부터 활성형 비타민D를 복용할 필요가 있습니다. 병원에 방문하면 간단한 검사를 통해 개인별 맞춤 비타민D 복용법을 바로 알 수 있습니다.

이와 같이 대부분의 비타민이 몸속에서 어떤 과정을 거쳐 활성화되고 어떤 통로로 세포 안에 들어가는지 밝혀짐으로써, 정밀 검사(SNPs)를 통해 유전자 변이 환자에게 맞춤형 비타민 처방이 가능해졌습니다. 여러분도 단순히 몸에 좋다고 해서 아무 영양제나 복용하지 말고 자신에게 맞는 것이 무엇인지 검사를 통해 확인하길 권합니다.

현대인에게 꼭 필요한 영양제 5종

———— 기본 영양제

앞서 현대인에게 영양제가 왜 필요한지 설명했습니다. 또 과학의 발달로 개인별 맞춤 영양 관리가 가능해졌다는 사실도 말씀드렸습니다. 그런데 시간과 여건이 맞지 않아 기능의학 병원을 방문할 수 없는 분이 의외로 많습니다. 유튜브 댓글을 보면 30~50%가 자신의 증상을 호소하고 거기에 맞는 영양제를 추천해달라는 내용입니다.

영양제 공부를 하다 보면 꼭 거치는 과정이 있습니다. 가령 영양제 A가 부족하면 생기는 증상이 꼭 내 이야기 같고, 그것이 인체에 주는 효과를 알면 무작정 복용하고 싶어집니다. 그렇게 하나둘씩 챙겨 먹다 보면 그 양이 한 주먹은 됩니다. 기능의학자인 제가 볼 때 걱정스러울 정도로 많은 영양제를 섭취하는 분이 꽤 있습니다.

닥터덕의 라이프스타일

제가 챙겨 먹고 있는 영양제에 대해 이야기한 다음, 특별한 검사를 하지 않고도 섭취하면 좋은 영양제 5종을 소개할까 합니다. 먼저 저의 라이프스타일을 간단하게 말씀드리겠습니다. 저는 아침을 먹지 않는 간헐적 단식을 실천한 지 10년이 넘었습니다. 공복 상태로 오전 진료를 하는 데 큰 불편함은 없습니다. 오전 진료를 마치면 12시 20분부터 13시 10분까지 병원 근처 헬스클럽에서 운동을 합니다. 일주일에 4회, 유산소 운동과 근력 운동을 혼합해서 너무 과하지 않게 적당히 하려고 노력합니다. 운동을 마치고 13시 20분쯤 점심을 먹습니다. 14시부터 17시 30분까지 오후 진료를 하고 집에 와서 18시 10분쯤 저녁을 먹습니다. 그리고 가급적 밤 12시 이전에는 잠자리에 들고 다음 날 6시 40분쯤 기상합니다.

제가 챙겨 먹는 영양제는 아침에 출근해서 공복에 복용할 수 있는 것으로 캡슐 형태입니다. 캡슐은 물에 뜨기 때문에 공복에 먹어도 장벽에 달라붙는 일이 없습니다. 반면, 정제 비타민은 무겁고 물에 가라앉기 때문에 공복에 복용할 경우 위벽에 달라붙어 위장 장애를 유발할 수 있습니다. 위장이 많이 불편한 분은 캡슐 형태의 비타민도 힘들 수 있지만, 그렇지 않은 분들은 공복에 먹어도 큰 문제가 없을 겁니다. 제가 공복에 먹는 비타민은 다음과 같습니다.

① 리포솜 형태의 지용성비타민C 1,000mg + 수용성비타민C 6,000mg

② 미토콘드리아 서포트(주성분: 바이오틴, 아르기닌, 시트룰린, 알파리포산, 쿼르세틴, 레스베라트롤) 1정

③ 베베플러스(주성분: 베르베린, 바이오틴, 콜린) 1정

④ 유산균 1정

⑤ B콤플렉스(활성형 B군) 1정

⑥ 아르기닌 6,000mg

그 밖에 물 600ml를 담은 텀블러에 수용성비타민C 6,000mg와 지용성비타민C 1,000mg을 넣어 녹인 다음, 영양제를 먹을 때나 진료 중에 입이 마를 때 수시로 마십니다. 오전 진료를 끝내고 점심 식사를 마친 후에는 호퍼(멀티비타민) 2정, 비타민D&K(D 5,000IU, K2) 2정을 정제 형태로 먹습니다. 이와 함께 오메가3 1정, 코큐텐 1정을 기본으로 섭취하고 최근 들어 미세 근육의 연축과 눈의 피로가 느껴져 추가로 구연산 마그네슘 1정, 루테인 1정을 먹고 있습니다. 요오드는 부족하지 않을 정도로 일주일에 1~2회 정도 12.5mg을 섭취하는 편입니다. 참고로 저는 1개월에 1회 이상 중금속 킬레이션(혈관 청소)을 하면서 혈액검사를 주기적으로 진행하고, 그때그때의 변화에 따라서 수액 치료와 영양제 섭취를 조절하려고 노력합니다.

검사 없이 바로 섭취 가능한 영양제

저처럼 병원에서 쉽게 검사와 치료를 받을 수 없는 분들에게 추천하는 기본적인 영양제 5가지는 **비타민C**, **비타민D**, **멀티비타민**, **유산균**, **오메가3**입니다. 이렇게 복용했는데 3개월이 지나도 불편한 증상에 변화가 없다면 정확한 기능의학적 검사를 통해 본인에게 필요한 영양제를 추천받길 권합니다.

비타민C 대부분의 사람이 '영양제' 하면 기본적으로 비타민C를 떠올립니다. 저는 모든 분에게 가능하면 비타민C 6,000mg을 권장합니다. 아무런 검사 없이 복용하되 최소 6,000mg을 기준으로 그 이상은 개인별 건강 상태에 따라 증량하면 됩니다. 수용성비타민C와 지용성비타민C는 세포 안으로 들어가는 방법이 다르기 때문에 같이 복용하면 더 좋을 것 같습니다. 수용성비타민C 6,000mg을 기본으로 복용하고 추후 검사를 통해 수용성비타민C SNPs가 있는지 확인한 후, 그게 있다면 꼭 지용성비타민C를 같이 섭취해야 합니다. 비타민C를 섭취하는 가장 좋은 방법은 소량씩 분할해서 먹는 것입니다. 아무래도 알약은 1,000mg 형태로 만들어져 나오기 때문에 한 번에 1,000mg을 복용할 수밖에 없습니다. 그보다는 소량씩 자주 먹는 게 더 효과적이기 때문입니다. 파우더 비타민C를 물에 타서 수시로 조금씩 마시는 방법이 가장 효율적이라고 생각합니다. 너무 시어서 못 먹는 분이나 치아 부식이 걱정되는 분은 빨대를 이용해도 좋습니다. 저는 10년 넘게 비타민C 녹인 물을 그냥 마십니다. 지금은 신맛이 더 좋습니다. 오히려 맹물보다 더 좋은 것 같습니다.

비타민D 몸무게 40kg 이상을 기준으로 비타민D 5,000IU를 기본으로 추천합니다. 물론 정확한 섭취량은 혈액검사를 통해 확인해야겠지만, 제가 권하는 혈중 비타민D 레벨은 40~60ng/ml입니다. 이는 건강한 성인 평균 기준이며, 환자의 건강과 유전자 변이 상태에 따라 혈중 비타민D 레벨을 100ng/ml 이상 올려야 할 때도 있고, 저장 형태의 비타민D(D3) 외에 활성형 비타민D를 섭취해야 하는 분도 있습니다. 물론 이 문제는 병원에서 검사를 받은 후 결정해야겠죠. 만약 검사 없이 복용할 경우에는 5,000IU를 기본으로 섭취하면서 6개월 간격으로 혈중 비타민D3 레벨을 체크하길 권장합니다.

멀티비타민 기본적으로는 B군과 미네랄을 모두 포함하고 있는 게 좋습니다. 그러나 성분표에 적힌 내용을 완전히 믿을 수 없다는 것에 한계가 있죠. 저는 과거 TV에서 광고하는 모든 멀티비타민을 수집해 직접 먹어본 적이 있습니다. 그 결과 기능의학 전문 회사에서 만든 것과 시중에서 판매하는 것의 효과에 차이가 있다는 사실을 발견했습니다. 그래서 환자들에게 직접 섭취해보고 몸으로 느끼지 못할 경우, 제품을 바꿔보라고 이야기합니다. 같은 멀티비타민이라도 어떤 것은 위장 장애를 일으키지만, 어떤 것은 그런 문제가 없기도 합니다.

유산균 유산균은 그 종류만 수십 가지입니다. 비싼 제품이라고 해서 효과가 있는 것도 아니고, 저렴한 제품이라고 해서 효과가 없는 것도 아닙니다.

어떤 분에게는 효과가 있지만, 어떤 분에게는 효과가 없을 수도 있습니다. 그 이유는 개인별 장내 미생물의 분포가 다르기 때문이죠. 그래서 저는 환자들에게 한 종류만 계속 고집하지 말고 바꿔가면서 섭취해보라고 권하는 편입니다. 저희 병원에도 유산균제가 4종 정도 있습니다. 직접 먹어본 후, 자신에게 맞는 유산균을 찾아 섭취하면 됩니다.

오메가3 과거 해외여행을 갈 때 많이 사오던 영양제가 오메가3인데, 이는 제가 가장 주의 깊게 살펴보는 영양제이기도 합니다. 영양제를 잘못 섭취하면 먹지 않느니만 못 합니다. 산패酸敗된 오메가3가 그중 하나입니다. 주로 항염증·항산화 목적으로 오메가3를 섭취하는데, 산패된 오메가3는 우리 몸의 산화 스트레스와 염증 반응을 높입니다. 세상에 싸고 좋은 제품은 없습니다. 오메가3만큼은 기능의학자가 추천하는 제품을 복용하길 바랍니다.

세포에게
가장 필요한 비타민은?
───── 비타민C

'비타민' 하면 거의 모든 사람의 머릿속에 비타민C가 가장 먼저 떠오를 겁니다. 이처럼 비타민C는 가장 대중화되고 보편화된 비타민으로 많은 사람이 먹고 있지만, 정작 얼마나 어떻게 섭취해야 좋은지에 대해서는 잘 모르는 듯합니다. 여기서는 제가 그동안 해온 수차례의 비타민 강의를 집약해서 최종적으로 정리해보려 합니다.

병원에서 소변과 혈액을 채취해 혈액 속 비타민C 농도를 측정하는 목적은 검사의 편리함 때문입니다. 장기별 세포 속 비타민C 농도를 측정하기 위해 세포 조직 검사를 할 수는 없기 때문에 이를 대신해 혈액이나 소변을 통해 비타민C 농도를 측정합니다. 여기서 알아야 할 사실은, 비타민C가 필요한 것은 혈액이 아니라 세포라는 겁니다.

인체 조직별 비타민C 농도를 측정한 결과, 적게는 2배에서 많게는 76배까지 혈중 비타민C 농도보다 세포 조직의 비타민C 농도가 더 높았습니다. 쥐를 이용한 동물실험에서는 혈중 비타민C 농도보다 200배 높은 세포 조직도 있었습니다. 이렇듯 비타민C의 세포 조직별 요구량은 다르기 때문에 우리가 비타민C를 먹기 시작했다고 해서 바로 모든 세포 조직의 비타민C 농도가 올라가는 것은 아닙니다.

오랫동안 꾸준히 복용해 조직 세포 속 비타민C 농도를 높이는 노력이 필요합니다. 이렇게 충분한 보충이 이루어진 후에야 비로소 비타민C가 충만한 건강한 몸이 될 수 있습니다. 그렇다면 어떤 방식으로 비타민C를 섭취해야 좀 더 효율적으로 우리 몸의 건강을 지킬 수 있을까요?

올바른 비타민C 복용법: 완결편

복용 목적에 따라 조금씩 다르겠지만, 일단 비타민C의 수많은 기능 중에서 면역력 향상에 초점을 맞춰 설명해보겠습니다. 경구 복용한 비타민C는 장을 통과하는 과정에서 흡수되어 혈액으로 들어갑니다. 그래서 보통 복용량을 기준으로 혈중 비타민C 레벨을 검사하죠.

우리는 흔히 비타민C 100mg을 복용하는 것보다 1,000mg을 복용하면 10배를 먹었으니 충분히 더 흡수되어 혈중 비타민C 농도가 많이 올라갈 것이라고 생각하기 쉽습니다. 그러나 도표에서 볼 수 있듯 10% 정도의 차이밖에 나지 않습니다. 2,500mg 복용했을 때와

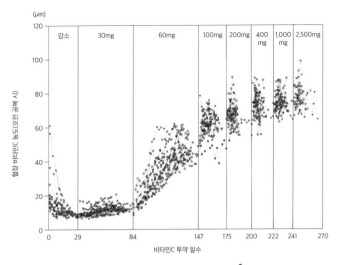

복용량에 따른 혈장 비타민C 레벨 수치[*]

1,000mg 복용했을 때의 혈중 비타민C 농도가 거의 비슷합니다.

우리 몸속 면역세포인 백혈구 중 호중구(면역 체계에서 세균 감염에 중요한 역할을 담당하는 백혈구의 한 종류)와 림프구(바이러스 면역반응에 직접적으로 작용하는 백혈구의 한 종류)를 대상으로 실험을 진행했습니다. 실험 결과, 15mg을 하루 2회 복용했을 때 흡수율은 89%에 달했습니다. 하지만 50mg으로 증량했을 경우에는 85%로 줄어

• S. J. Padayatty, M. Levine, "Vitamin C: the known and the unknown and Goldilocks", *Oral Dis.*, 2016.

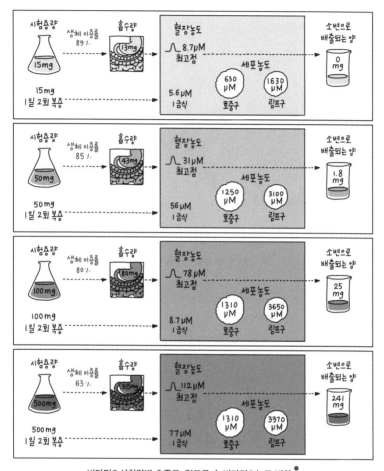

비타민C 섭취량별 호중구, 림프구 속 비타민C 농도 변화 •

들고, 100mg을 복용했을 때는 80%까지 줄어들었습니다. 즉, 용량이 증가할수록 장내 흡수율은 반비례해서 줄어든 것입니다. 500mg

을 복용했을 때는 무려 63%까지 떨어집니다. 시중에서 판매하는 정제 비타민C의 용량은 보통 1,000mg입니다. 위에서 설명한 계산대로라면 여러분이 복용하는 1,000mg 중 절반도 흡수되지 않는다는 뜻입니다. 더욱이 호중구와 림프구 속 비타민C 농도는 100mg과 500mg을 복용했을 때 별다른 차이가 없습니다.

그렇다면 굳이 고용량의 비타민C를 먹는 게 너무 비효율적이라는 생각이 들 것입니다. 위의 실험대로라면 1,000mg을 한 번에 먹는 것보다 100mg씩 10번 나눠서 먹는 것이 더 효과적이라는 뜻인데, 제품을 그렇게 만들어 시간대별로 섭취하도록 하는 건 현실적으로 어려운 일입니다. 그래서 제가 생각한 방법이 물에 비타민C를 섞어서 마시는 것입니다. 이는 평균적으로 모든 사람에게 하루 1,000ml 이상의 수분 섭취를 권장하기 때문에 유용한 방법이기도 합니다.

제 경우를 설명하자면, 병원에 출근해서 텀블러에 물 500~600ml와 비타민C 파우더 6,000mg을 섞습니다. (텀블러는 차광이 가능한 용기면 좋고, 물은 너무 뜨겁지 않은 게 좋습니다.) 그리고 진료하는 동안 이 물을 수시로 마십니다. 오전 진료를 마치고 점심을 먹기 전에 운동

• S. J. Padayatty, M. Levine, "Vitamin C: the known and the unknown and Goldilocks", *Oral Dis.*, 2016.

을 할 때도 이 물을 수시로 마십니다. 오전 8시 30분부터 오후 1시까지 비타민C 6,000mg을 몇십 분 단위로 나눠서 복용합니다. 비타민C 물을 다 마시면, 오후 진료 동안에는 일반 생수 600ml를 마십니다. 이런 식으로 하루에 물 1,200ml와 수용성비타민C 6,000mg을 먹고, 추가로 액상 형태와 캡슐 형태의 지용성비타민C 1,000mg를 추가해서 섭취합니다.

저는 대부분의 사람이 하루 6,000mg을 복용하는 것으로 충분하다고 생각하지만, 개인의 건강 상태에 따라 또는 그날그날 컨디션에 따라 늘리거나 줄일 수 있습니다. 예를 들어, 평소 건강한 사람이 갑자기 감기 기운이 돌거나 컨디션이 떨어진다면, 오후에도 6,000mg을 추가로 물에 섞어서 섭취하길 권합니다. 저는 간혹 취침하기 전에 3,000mg을 한번에 섭취하기도 합니다.

이처럼 개인별 컨디션에 따라 비타민C 요구량은 계속 바뀝니다. 적게는 2배에서 많게는 10배 이상 요구량의 변화가 발생하기 때문에 너무 정해진 용량에 집착할 필요는 없습니다.

제 경우는 평소 비타민D 5,000IU를 하루 1정을 복용합니다. 감기나 몸살 기운이 있을 때에는 자기 전에 비타민D 5,000IU 5~6정과 비타민C 3,000~6,000mg을 같이 복용합니다. 그러면 다음 날 아침에 일어났을 때 감기나 몸살 기운이 사라지는 경험을 자주 합니다.

몸속의 바이러스와 싸우는 세포가 림프구인데, 이 림프구를 활동

적이게끔 도와주는 가장 손쉬운 방법이 바로 비타민C를 보충하는 것이기 때문입니다. 경구제로 복용하는 것에 비해 수액을 통해 혈관으로 직접 넣어주는 것이 월등한 효과를 나타내지만, 병원에 방문할 시간이 없거나 여건이 맞지 않을 경우에는 고용량 비타민C 경구제로 보충하는 것이 필요합니다.

15년 넘게 비타민C 물을 마시다 보니 이제는 신맛이 전혀 거슬리지 않습니다. 앞서 말씀드렸듯 신맛 때문에 힘든 분들께는 빨대로 마시는 것을 추천합니다. 빨대를 구강 깊숙이 넣어서 빨아 삼키면 구강 점막에 닿지 않고도 쉽게 넘길 수 있습니다. 저는 위장이 튼튼하기 때문에 공복에 비타민C 물을 마셔도 속이 쓰리거나 불편하지 않습니다. 그러나 위장이 약한 분들은 공복보다는 식후 복용을 권하며, 굳이 공복에 먹길 원한다면 지용성비타민C를 선택하는 게 좋을 것 같습니다. 위장 질환 때문에, 혹은 신맛 때문에 도저히 섭취하기 힘든 분들에게는 리포솜 형태의 지용성비타민C 1,000mg을 추천합니다.

얼마나 어떻게
먹어야 할까
―――― 비타민D

비타민D의 세계보건기구who 권장량은 400IU~800IU 정도입니다. 그러나 기능의학을 토대로 15년 정도 환자를 치료해본 경험으로 보건대 제가 우리나라 성인 환자에게 추천하는 경구제 용량은 2,000IU~5,000IU입니다. 국가별로 위도가 다르고 태양빛에 노출되는 정도가 다르기 때문에 권장량이 똑같을 수는 없습니다. 그러나 요즘은 자가면역질환의 발생률이 점점 증가하고, 면역 교란에 의한 감염병도 점차 증가하는 추세라 제가 환자들에게 추천하는 비타민D 복용량도 늘어나고 있는 게 현실입니다.

정밀하게 관리할 경우, 가장 중요한 것은 비타민D의 혈중 레벨입니다. 자가면역질환이 없고 비타민D SNPs도 없다는 가정하에 저는 보통 혈중 비타민D 레벨을 40~60ng/ml 정도로 추천합니다. (현재 WHO는 비타민D3 농도가 10ng/ml 이하를 결핍, 미국의학협회IOM에서는 12ng/ml 이하를 결핍, 20ng/ml 이상을 정상으로 봅니다. 기준점이 통일되지 않아 일반적으로 20ng/ml 미만을 결핍, 21~29ng/ml를 부족, 30ng/ml 이상을 정상으로 정의하고 있습니다.)

유튜브 '닥터덕'에 종종 비타민D 복용 용량에 대해 질문하는 분들이 있는데, 먹는 용량보다 더 중요한 것이 혈중 비타민D 레벨과 부갑상선호르몬PTH 레벨입니다. 예를 들어, 비타민D를 10,000IU 먹고 있지만 혈중 비타민D 레벨이 35ng/ml밖에 안 된다면 복용량이 부족한 것이며 2,000IU를 먹고 있지만 혈중 비타민D 레벨이 50ng/ml라면 적정량을 섭취하고 있는 것입니다.

그런데 여기서 한 가지 더 고려해야 할 것이 있습니다. 병원에서 검사하는 비타민D는 저장형 형태인 비타민D3입니다. 활성형 형태의 비타민D를 검사할 수 없는 이유는 하루에도 변동 폭이 너무 커서 판독 신뢰도가 낮기 때문입니다. 그래서 어쩔 수 없이 저장형 형태의 비타민D3를 측정하죠.

활성형 형태의 비타민D가 잘 만들어지고 있는지 판단하기 위한 검사가 필요한데, 그게 바로 PTH 레벨을 측정하는 것입니다. PTH는 혈중 비타민D 조절 기능을 합니다. 몸속에 비타민D가 충분하다면 혈중 PTH 레벨이 24보다 낮고, 부족하다면 24보다 높게 상승합니다.

기능의학적으로 활성형 비타민D가 충분히 만들어지고 있다면 PTH는 24pg/ml를 넘지 않습니다. 아무리 저장형 비타민D 레벨이 100ng/ml를 넘는다 하더라도, PTH가 24pg/ml를 넘는다면 체내의 실제 활성형 비타민D는 부족하다는 뜻입니다. 그래서 결론적으로, 저는 혈중 비타민D와 PTH 레벨을 기준으로 환자를 치료합니다.

과거 이유를 잘 몰랐을 당시에는 비타민D 내성이라는 말을 썼고, 경험적으로 고용량의 비타민D를 처방했습니다. 그러나 최근 비타민D SNPs 검사를 통해 비타민D 대사 관련 문제를 찾을 수 있게 되었습니다. 각각의 유전자 문제가 다르고 생활환경이 다른데, 모두를 일괄적인 기준치에 맞춰서 관리하는 것은 옳지 않습니다. 여러분도 정확한 검사를 통해 자신에게 맞는 비타민D 혈중 레벨을 찾아 맞춤 관리를 하면 좋을 거 같습니다.

골다공증 예방을 위한 올바른 영양제 섭취

———— 비타민K2

뼈 건강을 위해 어떤 영양제를 먹으면 좋을까요? 많이들 '칼슘'이라고 답할 것 같습니다. 뼈의 구성 성분을 보면, 가장 많은 부분을 차지하는 것이 칼슘이니까요. 그다음으로 많은 성분이 미네랄인 마그네슘과 아연입니다.

TV를 보면 "칼슘이 많이 들어간 ○○을 먹으면 뼈 건강에 좋습니다"라는 광고가 자주 나옵니다. 하지만 이는 제품을 판매하기 위한 상술에 지나지 않습니다. 한 번은 '우유를 먹으면 안 되는 이유'를 유튜브 영상으로 만들어 올린 적이 있는데, 사람들의 반응이 재밌었습니다. 댓글에 우유를 먹어야 하는 이런저런 이유를 남기는 사람이 있는가 하면, "할머니가 매일 우유 한 잔씩을 마시고 계신데 매우 건강하며 골다공증도 없다"고 쓴 사람도 있었습니다. 심지어 자기가 좋아하는 식품을 나쁘게 평가한다며 불쾌감을 표출하는 사람도 있었죠. "건강에 좋지 않으니 술을 드시지 마세요!"라고 하면 누구도 의문을 제기하지 않을 텐데 말입니다.

골다공증의 진행 기전은 단순하지 않습니다. 한마디로 여러 기전이 복합된 결과로 생기는 병입니다. 이를테면 노화의 과정을 거스르는 모든 기전이 필요합니다. 어떤 기전 하나를 조절했다고 완치되는 병이 아니라는 얘기죠. 그래서 여기서는 골다공증의 모든 기전을 다 설명하기보다 칼슘 대사의 기본 상식에 대해 알아보려 합니다.

뼈의 구성 성분으로 칼슘과 인이 중요하기 때문에 병원에서도 골다공증 검사를 실시한 후 그 치료제로 칼슘과 비타민D를 같이 처방하곤 합니다. 그러나 이는 아주 단순한 생각에서 비롯된 것입니다. 뼈의 구성 성분이 부족해서 골다공증이 왔을 것이라는 가정하에 칼슘을 먹으면 뼈가 만들어질 거라고 생각하기 때문입니다. 하지만 우리가 식사 때 멸치만 잘 먹어도 칼슘 부족으로 인한 골다공증이 오지는 않습니다. 그렇다면 무엇이 문제일까요?

음식을 섭취했을 때 장관을 통해 흡수되는 칼슘을 따라가며 설명해보겠습니다. 음식이나 영양제에 들어 있는 칼슘이 장내에서 몸속으로 들어가기 위해서는 비타민D가 필요합니다. 비타민D가 칼슘의 흡수를 도와주죠. 칼슘이 풍부한 음식을 아무리 많이 먹어도 비타민D가 결핍되면 몸속의 칼슘 흡수율은 떨어질 수밖에 없습니다.

비타민D가 충분하다는 가정하에 몸속으로 칼슘이 잘 흡수되었다고 칩시다. 이제부터는 칼슘을 뼈로 이동시켜야 합니다. 혈액 속에 칼슘의 양이 아무리 많더라도 그걸 뼈에 집어넣지 못하면 칼슘은 갈 곳을 잃고 우리가 원치 않는 곳에 침착하게 됩니다. 대표적인 부위가 혈관 벽과 인대 조직 등인데, 그렇게 해서 발생하는 질환이 죽상동맥경화증과 석회화인대염입니다.

그렇다면 혈액 속 칼슘을 뼈에 제대로 집어넣는 역할을 하는 것은 무엇일까요? 바로 비타민K2입니다. 그래서 비타민K2가 부족하면 골다공증과 동맥경화증이 악화되는 것입니다.

이제 비타민D와 비타민K2가 충분하다는 가정하에 우리가 섭취한 칼슘이 장벽을 통해 혈관으로 잘 들어가 뼈로 바르게 이송되었다고 칩시다. 뼛속에서는 조골세포가 뼈를 만들고, 파골세포가 뼈를 파괴하는 일을 무한 반복합니다. 태어나서 죽을 때까지 심장이 쉬지 않고 일하듯, 뼈에서도 조골세포와 파골세포는 끊임없이 일합니다. 뼈로 들어간 칼슘을 이용해 조골세포가 뼈를 잘 만들게끔 도와주는 역할을 하는 것이 비타민A입니다. 또한 비타민A는 파골세포의 기능을 낮춰서 골다공증을 예방하는 효과가 있습니다. 그렇기 때문에 비타민A의 대사 유전자 변이FFAR4, Free Fatty Acid Receptor 4가 있는 환자는 골다공증이 더 쉽게 발생합니다.

저는 골다공증 환자에게 기본적으로 멸치를 매일 챙겨 먹고, 일주일에 1회 이상 청국장을 끓여 먹으라고 권합니다. 또 하루에 1만 보 걷기부터 시작해 근력 운동을 점차 늘려가라고 권합니다. 영양제를 통한 보충은 기본 용량의 비타민A, 비타민D, 비타민K2가 들어 있는 지용성비타민을 적극 추천합니다.

갑상선호르몬 생성부터
세균 증식 억제까지
———— 요오드

　인체에 존재하는 요오드는 대부분 갑상선에 있기 때문에, 요오드의 주요 생물학적 기능은 갑상선호르몬을 만드는 데만 있다고 생각하기 쉽습니다. 이것이 가장 중요한 기능인 건 맞지만, 우리 몸속에서 요오드가 하는 역할은 여러분이 생각하는 것보다 훨씬 다양합니다.

　보통 몸에 상처가 났을 때 '아카진키' 또는 '빨간약'이라고 부르는 포비돈 소독액을 사용하는데, 이 약의 성분이 바로 요오드입니다. 포비돈 소독액은 곰팡이와 세균 등을 사멸시키는 효과가 있어 모든 수술실에서 쓰입니다. 포비돈의 살균력은 소독액이 마르는 과정에서 발생하기 때문에 집에서 사용할 때에는 반드시 약을 바른 후 충분한 시간을 두고 말리는 것이 필요합니다.

그래서 요오드는 방광염을 자주 앓는 분들에게 기능의학자가 추천하는 영양제이기도 합니다. 장에서 흡수된 요오드는 혈액을 타고 돌면서 소변으로 빠져 나가기 때문에 방광에 요오드가 충분할 경우 세균 증식을 억제하는 효과가 있습니다.

요오드의 다른 중요한 기능은 기본 영양소인 탄수화물, 단백질, 지방 등의 대사와 효소 활성에 중요한 영향을 미친다는 겁니다. 요오드가 부족하면 영양소의 대사에 문제가 발생해 성장기 어린이의 경우, 뼈와 신경 발달에 지장을 초래할 수 있습니다. 실제로 요오드가 충분한 산모들이 출산한 아이의 아이큐가 그렇지 않은 산모들이 출산한 아기보다 높다는 보고서를 어렵지 않게 찾아볼 수 있습니다.

그렇다면 우리가 음식을 통해 섭취하는 요오드가 충분한지 여부를 확인하는 방법이 궁금할 텐데요, 이는 간단하게 소변으로 배출되는 요오드의 양을 측정해서 간접적으로 판단할 수 있습니다. 검사 결과 요오드가 부족할 경우에는 다시마, 김, 미역, 톳 같은 해초를 섭취하는 것이 도움이 됩니다. 육지 음식 중에는 말린 자두에 요오드가 풍부하게 들어 있고요. 하지만 음식을 통한 요오드 섭취량은 측량하기가 어렵습니다. 그렇다 보니 기능의학자들은 영양제 형태로 섭취할 것을 권유하기도 합니다. 요오드를 충분히 잘 섭취하고 있는지 궁금하다면, 근처 병원에서 소변 검사를 통해 정확히 확인해보길 바랍니다.

해조류 오염에 관하여

제가 병원을 방문하는 환자들에게 기본적으로 빠짐없이 하는 검사가 소변 요오드 검사와 혈액 및 모발 중금속 검사입니다. 우리나라는 삼면이 바다임에도 생각보다 음식을 통한 요오드 섭취량이 많지 않습니다. 섭취하더라도 바다를 더럽히는 공장들 때문에 중금속에 오염된 식재료를 먹는 경우가 많고, 따라서 우리의 몸도 오염될 가능성이 높지요. 최근 들어서는 해조류 오염에 대한 보고를 심심치 않게 접할 수 있습니다.

한편, 육지에서 농사를 지을 때 사용하는 농약 성분에는 비소가 들어 있습니다. 이 비소가 빗물을 타고 바다로 흘러들면 해조류는 이러한 오염을 해독하기 위해 중금속을 흡수합니다. '지구의 허파'로 불리는 아마존의 밀림이 공기 정화 기능을 한다면, 바다에서는 해조류가 근해 오염원을 제거하는 기능을 하는 것이죠. 따라서 이런 해조류를 많이 섭취하면 우리의 몸도 같이 오염되는 것은 당연합니다.

문제는 어떤 사람은 해조류를 많이 먹어도 검사에서 정상으로 나오고, 어떤 사람은 조금만 먹어도 중금속이 많이 측정된다는 겁니다. 결국 환자 개개인이 검사를 통해 자기가 먹고 있는 식재료의 오염 정도를 파악할 수밖에 없습니다. 그래서 제가 가장 먼저 취하는 조치는 초기 검사에서 높게 측정된 중금속을 기준으로 식단을 확인하고 의심되는 식재료를 전부 끊는 것입니다. 그리고 그것을 우선 몸 밖으로 배출시키는 치료와 함께 식재료 구입 경로를 바꾸도록 합니다. 그런 과정을 통해 혈중 중금속 레벨이 떨어지는지 확인한 후, 다시 의심되는 식재료를 하나씩 투여함으로써 혈중 중금속의 변화를 체크합니다. 그런 방식으로 안전한 식재료를 찾는 것이죠.

대부분의 사람은 몸속 중금속을 비교적 안전한 장기에 보관해서 건강상 별다른 문제를 일으키지 않을 수 있습니다. 하지만 임계점에 다다른 환자 중에는 몸속 중금속으로 인해 심각한 문제가 유발될 수도 있습니다. 그렇기 때문에 단순한 수치적 절댓값만으로 누구는 안전하고 누구는 위험하다고 말할 수 없습니다. 따라서 기능의학적으로 환자를 대한다는 것은 어찌 보면 극히 개별적인 치료에 해당합니다. 그렇기 때문에 개개인의 몸 상태에 따라서, 또 검사 결과의 패턴에 따라서 접근법도 조금씩 달라야겠지요.

중금속 어떻게 해독할 것인가

요오드와 중금속 검사의 중요성을 다시 한번 강조하는 것은 차치하더라도 이 둘이 임상적으로 어떤 연관성을 갖고 상호작용을 하는지 생각해볼 필요가 있습니다. 가령 수은에 과량 노출되었을 때 특징 가운데 하나는 소변 요오드 검사 결과가 종종 낮게 나온다는 겁니다. 요오드가 인체에서 하는 여러 기능 중 기능의학적 관점에서 중요한 역할이 바로 중금속의 체외 배출입니다. 우리가 섭취한 음식 속의 중금속을 장내에서 흡착해 체내로 흡수하지 않고 체외로 배출하는 역할을 하거나, 어쩔 수 없이 체내로 흡수된 중금속을 체외로 배출할 수 있게끔 도와주는 역할을 하는 것이 요오드입니다.

과거에는 수은에 노출된 환자한테 등 푸른 생선(참치, 고등어, 과메기)과 개소주, (중국산 한약재를 사용한) 한방백숙 따위를 가급적 먹지 말라고 했습니다. 반면 흰 살 생선은 먹어도 된다고 했는데, 요즘에는 그것조차도 중금속 킬레이션을 할 동안에는 중단할 것을 권합니다. 제 환자 중에 킬레이션 치료를 여러 차례 받은 후 중간 검사를 해보면 간혹 중금속 수치가 오히려 올라가는 분이 있었는데, 무엇을 먹었는지 물어보니 저희 병원이 있는 포항에 올 때 가자미물회를 종종 먹었다고 했습니다. 이제는 흰 살이든 붉은 살이든 생선의 오염 정도를 확인할 방법이 없다 보니 가급적 먹지 말라고 주의를 줄 수밖에 없습니다. 요즘은 어묵도 금지하고 있습니다.

문득 이런 의문이 들었습니다. '1개월에 한 번 정도 해산물을 먹는데 왜 혈중 중금속 레벨이 올라갈까? 이유가 무엇일까? 거의 매일 해산물을 먹고 세계 참치 소비량 1~2위를 차지하는 일본인은 어떻게 수은 중독에서 자유로울 수 있을까? 더구나 후쿠시마 원전이 터진 나라에서 갑상선암 유병률이 한국보다 낮은 이유가 뭘까?' 하고 말이죠.

제가 생각하기에 그 주된 이유는 해조류 같은 해산물을 통한 요오드 섭취량이 한국인에 비해 월등히 높기 때문이지 않을까 싶습니다. 해조류에는 요오드뿐만 아니라 식이섬유가 풍부해 음식 속 중금속을 장내에서 흡착해 체외로 배출하는 데 큰 도움을 줍니다. 저도 평소 요오드를 챙겨 먹지만 일본 여행을 다녀올 때는 평소보다 2배 용량의 요오드를 섭취하려고 노력합니다.

파이토케미컬로
관리하는 세포 건강
────── 베르베린

    제약 산업은 늘 의학의 발달과 함께해왔습니다. 세상의 어떤 산업이든 이윤이 남아야 합니다. 이를 위한 노력은 기본을 넘어 필수일 수밖에 없겠죠. 사업은 당연히 이윤을 추구하는 구조여야 합니다. 제약 산업 역시 단순히 사람의 건강과 관련된 사업일 뿐이지, 우리의 건강을 지키기 위해 희생하고 수고해야 한다는 생각은 너무나 이상적입니다. 따라서 인간에게 꼭 필요한 약물일지라도 이윤이 남지 않으면 퇴출되고, 다소 필요 없어 보이는 약물일지라도 이윤을 많이 창출할 경우 사업은 더욱 확장되죠. 환자 치료를 목적으로 약물을 개발하고 발매하는 것이 아니라 이윤 추구가 주된 목적이고 환자 치료는 부수적인 조건일 뿐입니다.

    의과대학에서 공부할 때 많은 부분을 차지하는 것이 바로 약물에 관한 내용입니다. 대략적으로 전체의 4분의 1은 넘는 것 같습니다. 특히 내과 분야로 갈수록 약물 사용은 의사로서 자신의 존재 가치를 높이는 무기와 다름없습니다. 전문 의약품은 의사만이 이용 가능한 영역이기 때문에 더욱더 폐쇄적일 수밖에 없습니다. 그나마 요즘은 인터넷의 발달로 약물 이름만 알면 어떤 성분과 어떤 약리 기전을 갖는지 쉽게 찾아볼 수 있습니다. 젊은 환자들 중에는 스스로 약을 찾아서 공부하고 물어보는 분도 많습니다. 반면, 어르신들의 경우에는 대부분 의사의 말이면 충분히 신뢰하고 따릅니다.

허브로 약을 만들지 않는 이유

앞서 언급했듯 제약사는 어떤 약이든 이문을 남기기 위한 사적 수단으로 생각하지 그걸 공익으로 여기지는 않습니다. 그래서 이문이 남지 않으면 언제든 사업을 접습니다. 약이라고 모두 나쁜 건 절대 아닙니다. 필요에 따라 아주 유용한 약도 참 많습니다. 그런데 여기에 수익성이 개입되면 종종 문제가 발생합니다.

제약사의 후원을 받아 충분한 연구 끝에 개발된 특허 약물과 자연에 존재하는 허브의 치료 효과에 대한 비교는 달걀로 바위를 치는 것과 같습니다. 환자에게 약물을 처방하면서는 별다른 설명이 필요하지 않지만 허브나 비타민에 대해 설명할 때는 많은 시간과 노력이 필요합니다. 누가 이런 노력을 사서 하려 하겠습니까? 저 역시 기능의학에 관심을 갖고 오는 환자께는 자세히 설명해드리지만, 일반적인 약물 처방을 원하는 환자께는 약물 사용에 대한 기본 설명만 해드리는 편입니다.

환자 치료 목적으로 약물 사용을 주로 선택하는 내과 파트 선생님들은 약물 대신 일반 영양제와 허브를 이용하는 치료를 별로 달가워하지 않습니다. 아마 의사로서 자존심이 허락하지 않기 때문일 겁니다. 저도 의사 초년생 시절엔 비타민을 무시했습니다. 그래서 내원한 환자가 불편한 증상을 호소하면 머릿속으로 어떤 약을 드리면 좋을지만 고민했습니다. 지금은 단순히 증상 치료에 머무르는 약물 처방보다는 환자가 반복해서 병원을 올 수밖에 없는 원인을 찾으려 노력합니다. 그리고 라이프스타일과 식습관을 어떻게 개선해야 질병의 고통에서 해방될 수 있을지 고민합니다.

이와 관련해 수많은 허브 중 하나를 소개하고자 합니다. 이 허브의 여러 장점을 환자께 말씀드리면 늘 돌아오는 질문이 있습니다.

"그렇게 좋은데 제약 회사가 왜 약으로 개발하지 않을까요?"

좋은 질문입니다. 약의 개발 과정에 대해 잘 모르기 때문에 하는 질문이긴 하지만 말입니다. 앞서 말씀 드렸듯 약은 수익을 보장해야 합니다. 그러기 위해서는 투자 대비 이익이 남아야겠죠. 그 때문에 국가는 막대한 비용을 들여서 연구하는 회사에 특허권을 줍니다. 그렇지 않으면 누가 비싼 돈을 투자해 연구하겠습니까? 가만히 있다가 남이 개발한 좋은 약을 복제해서 파는 게 훨씬 쉬울 테니까요.

그런데 국가가 부여하는 독점권을 갖기 위해서는 몇 가지 조건을 만족해야 합니다. 그중 하나가 바로 자연에 스스로 존재하는 물질은 안 된다는 것이죠. 그래서 허브를 연구해 그 성분 그대로 약으로 만들 수는 없습니다. 따라서 거기에 여러 가지 화학 조성을 바꾸어 자연에 스스로 존재하지 않는 뭔가를 만들어야 합니다. 자연 허브를 그대로 복용해도 효과가 좋은데 굳이 막대한 돈을 들여서 약으로 개발하는 게 경제적이지 못하다는 판단이 서면 제약사는 결코 사업을 시작하지 않습니다. 그러니까 제약사는 허브에 효과가 없어서 연구하지 않는 것이 아니라, 수익성에 맞지 않기 때문에 연구해서 약으로 개발하지 않는 것일 뿐입니다.

베르베린의 놀라운 효능

그중 하나가 바로 베르베린berberine입니다. 베르베린은 매자나무, 강황나무, 오리건포도나무, 심황 등의 뿌리·줄기·껍질 등에서 추출한 알칼로이드 성분으로 자연에 존재하는 파이토케미컬phytochemical(식물을 뜻하는 'phyto'와 화학물질을 뜻하는 'chemical'의 합성어)이라고 보면 될 것 같습니다.

베르베린에는 다음과 같은 좋은 효능이 있습니다.

콜레스테롤 감소 총콜레스테롤, LDL콜레스테롤, 중성지방을 낮추는 효과가 있습니다.

혈당 감소 당뇨 환자에게 처방하는 기본 약물이 메트포르민metformin인데, 베르베린과 메트포르민을 비교한 연구에서도 비슷한 혈당 강하 효과가 있는 것으로 나타났습니다. 메트포르민이 섭취한 음식 속 당의 장관 흡수를 조절해 혈당이 빠르게 오르지 못하게끔 하는 약리 작용을 한다면, 베르베린은 인슐린 저항성을 낮추고 간에서 포도당 생성을 억제하는 효과로 혈당을 내리는 것으로 보입니다. 일부 연구에 따르면, 메트포르민과 베르베린을 동시 복용할 경우 메트포르민의 약리 효과가 떨어지는 것으로 알려졌기 때문에 같이 사용하는 것은 추천하지 않습니다.•

소장 내 세균 과잉 증식 억제 베르베린은 세균의 DNA와 단백질 손상을 유발하는 항균, 항염 효과가 있습니다. 장내 미생물 중 유해균의 과증식을 억제하고 유익균의 성장을 촉진해 장내 미생물의 균형을 이루게 합니다.

심장 건강과 혈압 조절 부정맥과 혈압 조절에 효과적인 역할을 합니다. 혈압약과 함께 복용하면 혈압 강하에 더 효과적이라는 연구 발표도 있습니다.

암 치료 암세포가 증식하고 전이하기 위해서는 영양소의 공급이 필요합니다. 우리가 먹는 음식 속 영양소를 우리 몸이 사용하기 전에 암세포가 먼

• Haoran Wang, et al., "Metformin and berberine, two versatile drugs in treatment of common metabolic diseases", *Oncotarget.*, 2018.

저 사용해 자기 몸집을 키우거나 다른 곳으로 전이시키기도 합니다. 베르베린에는 암세포의 이러한 성장과 전이를 막는 암 대사 약물 효과가 있습니다. 베르베린은 암세포의 에너지 대사 중 당, 단백질, 지방질 대사 모두에 영향을 미치는 아주 중요한 영양소입니다.

다낭성난소증후군 이 환자들의 경우 과체중과 인슐린 저항성, 고지혈증 등이 동반되는 경우가 많습니다. 베르베린은 이 모든 증상에 효과적인 영향을 미치기 때문에 다낭성난소증후군에 사용하면 좋은 결과를 얻을 수 있습니다.

이렇게만 생각하면 너무도 좋은 허브처럼 보입니다. 그러나 대부분의 허브가 그렇듯 좋은 점만 있는 게 아니라 몇 가지 부작용도 있기 때문에 반드시 기능의학자와 상의한 후 복용할 것을 추천합니다. 대표적인 부작용은 다음과 같습니다.

메스꺼움, 위장 장애, 변비, 설사, 복부 팽만 특히 위염 환자가 복용할 경우 속 쓰림이 심해질 수 있습니다. 이럴 때는 베르베린 복용을 중단한 후 250mg부터 서서히 증량하는 것이 좋습니다. 요즘은 이런 부작용을 줄인 지용성 베르베린이 출시되어 위장에 부담 없이 좀 더 편하게 섭취할 수 있습니다.

간 효소 상승 베르베린을 복용하기 전에 간 기능 검사를 하고 3개월 간격으로 복용에 따른 부작용이 있는지 확인하길 권합니다.

태아에게 위험 임산부가 복용하면 출산 시 아기가 핵황달(신생아의 뇌에 비포합형 빌리루빈이 침착해 신경 증상을 나타내는 질환)을 일으킬 수 있어 임산부에게는 섭취를 권하지 않습니다.

해독에 관한
모든 것
──── 디톡스

환경오염이 가속화되는 과정에서 해독은 선택이 아닌 필수입니다. 특히 환자들이 호소하는 대부분의 불편한 증상은 그 원인을 찾다 보면 몸속에 독소가 쌓여 발생한 경우가 흔합니다. 우리는 매일매일 해독을 통해 자신을 보호하려는 인체의 눈부신 사투를 경험합니다. 그렇다면 어떻게 해야 올바르게 몸속 독소를 해독할 수 있을까요? 여기서는 해독에 대한 전반적인 이해를 돕는 데 도움을 주는 팁을 드리도록 하겠습니다.

독소 유발 원인 제거 과거 임금이 신하들에게 내린 사약賜藥에는 '비소'가 들어 있었습니다. TV 드라마에서는 사약을 마시면 바로 쓰러져 피를 토하고 죽지만 사실은 그렇지 않습니다. 보통은 시름시름 앓다가 원인 모를 질병에 걸려 죽었다고 합니다. 옛 문헌에는 임금의 사약을 세 번이나 받고도 죽지 않았다는 신하가 있는데, 아마도 일반인에 비해 해독 능력이 월등하게 뛰어났든가, 아니면 해독에 유익한 뭔가를 잘 먹었든가 둘 중 하나일 겁니다.

독에 노출되어 몸이 망가진 채 내원한 환자들을 치료할 때 제가 가장 중요하게 생각하는 것은 그 독의 노출 원인을 찾는 일입니다. 제가 아무리 해독 치료를 잘해줘도 자신의 몸속에 독을 계속해서 주입하면 병은 치료되지 않고 오히려 악화될 뿐입니다. 제가 지금까지 치료하면서 경험했던 환자들의 노출 오염원 중 몇 가지를 살펴보겠습니다.

먼저 수은입니다. 수은은 보통 무기수은과 유기수은으로 나뉘는데, 무기수은의 노출 원인은 치과 아말감이 가장 많고, 유기수은의 노출 원인은 바다 생선(참치, 상어, 고래, 고등어, 꽁치, 삼치)이 가장 흔합니다. 대부분의 환자가 치과에서 치료받은 아말감을 대수롭지 않게 여기는 경향이 있죠. 그런데 연구에 의하면, 무기수은인 아말감은 구강 내에서 침 속 미생물과 만나 유기수은으로 바뀌는데, 이때 독성이 유기수은에 비해 많게는 20배 넘게 치솟는다고 합니다.[*] 그래서 저는 아무리 작은 아말감이라도 제거할 것을 권유하는 편입니다. 그런데 이 아말감의 대체제로 사용하는 레진이나 실런트는 비스페놀A와 비스페놀S 등을 함유하고 있을 수 있습니다. 그래서 저는 조금 비싸더라

• Joachim Mutter, "Is dental amalgam safe for humans? The opinion of the scientific committee of the European Commission", *Journal of Occupational Medicine and Toxicology*, volume 6, Article number: 2, 2011.

도 지르코니아 또는 금으로 치료하길 권합니다.

다음으로 비소는 농약 성분이기 때문에 유기농이 아니면 대부분의 농작물에서 발견되며, 토양에 뿌린 농약이 빗물에 쓸려 바다로 흘러가기 때문에 해조류에서도 검출됩니다. 따라서 해조류는 가급적 피하고 유기농, 무농약 농산물을 섭취해야 합니다. 그렇다고 유기농, 무농약 마크를 무작정 믿어서는 안 됩니다. 유통 과정에서 얼마든지 오염될 수 있으니까요. 가장 좋은 방법은 벌레 먹은 농산물을 선택하는 겁니다.

우라늄도 농산물에 포함될 수 있습니다. 과거 우리나라 중부를 가로지르는 소백산 줄기에 우라늄 광산이 있었죠. 괴산, 청원, 대전 주변 지역인데, 특히 여기서 생산한 농작물 중 일부에서 우라늄이 검출되곤 합니다. 요즘같이 유통이 발달한 세상에서는 제주도와 경남 지역에 거주하는 분도 심심치 않게 우라늄에 노출되는데, 이럴 경우에는 그 원인을 좀 더 세밀하게 찾아볼 필요가 있습니다. 가족 모두가 노출되었는지, 아니면 환자 본인만 노출되었는지에 따라 음식물 관리를 따로 해야 하기 때문입니다.

알루미늄은 흔히 주방의 조리 도구에서 노출되는 중금속입니다. 알루미늄은 보통 양은 냄비나 프라이팬 등이 손상되었을 때 용출되는데, 요즘은 검사 기준치를 상회하는 환자를 종종 볼 수 있습니다. 따라서 가능한 한 외식을 줄이는 게 필수이며, 집에서 사용하는 스테인리스 조리 도구도 한 번쯤 점검해볼 필요가 있습니다. 특히 중국에서 제조된 제품이 위험합니다. 제가 진료한 환자 중에는 중국산 두유 제조기를 사용한 후 알루미늄에 노출되기도 했습니다. 아울러 코팅된 팬은 과불화 화합물에 노출될 위험이 아주 높습니다. 가급적 무쇠 팬이나 스테인리스 316, 316Ti를 사용할 것을 추천합니다.

간의 해독 기능　TV를 통해 귀가 아프게 듣다 보니 '해독' 하면 가장 먼저 드는 장기가 '간'입니다. 그러나 사실 간이 해독 과정에서 담당하는 일은 극히 일부에 지나지 않습니다. 간의 해독 작용을 통해 우리 몸에 들어온 독이 사라진다고 생각하면 큰 오산입니다. 간은 그 독성을 인체에 해가 되지 않게끔 포장하는 역할만 할 뿐입니다. 중요한 것은 독성을 몸 밖으로 배출하는 것입니다. 간에서 잘 포장한 '독'이 몸 밖으로 빠져나가지 못하면 간의 해독 과정은 아무런 의미가 없습니다.

독소 배출을 위한 4가지 통로　우리 인체가 몸에 들어온 독소를 해결할 때 크게 4가지 방법이 있습니다. 하나는 인체에 최대한 유해하지 않게 몸속 지방에 그대로 저장하는 것입니다. 나머지 3가지는 땀, 소변, 대변을 통해 몸 밖으로 배출하는 것입니다.

대부분의 환경호르몬과 중금속은 지질 친화성이 높아 주로 지방에 저장되는데, 그런 이유로 너무 마른 사람은 지방이 많은 사람에 비해 독소 해결 능력이 떨어질 수밖에 없습니다. 그리고 비만인 사람이 다이어트를 무리하게 해서 체중 감량을 급작스럽게 할 경우, 지방에 있던 독소가 쏟아져 나와 위험해지는 경우도 있습니다.

땀, 소변, 대변 등 모든 통로를 통해 배출되는 중금속이 있는 반면, 특별히 잘 빠져나가는 통로가 있는 중금속도 있습니다. 예를 들어, 땀으로 배출되는 오염 물질에는 몇몇 환경호르몬과 카드뮴이 있습니다. 소변으로는 납, 알루미늄, 비소 등이 잘 배출되고, 대변으로는 대다수 환경호르몬과 수은, 우라늄 등이 잘 배출됩니다.

3가지 중 가장 중요한 통로를 고르라면 단연 대변입니다. 왜냐하면 땀과 소변은 자율신경이나 신장 기능에 문제가 없다면 특별히 고려해야 할 문제가 거의 없지만, 대변 통로는 생각보다 복잡하고 신경 써야 할 것이 너무 많기 때문입니다. 여러분이 흔히 접하는 해독 프로그램은 대부분 대변과 관련이 있습니다. 해독 주스, 해독 스무디 등 여러 가지 레시피가 인터넷을 조금만 뒤져도 쏟아져 나옵니다.

대변을 통한 해독에서 가장 중요하게 생각해야 할 것은 장-간 순환입니다. 담즙을 통해 배설한 독이 장에서 재흡수 과정을 거칠 수 있기 때문에 가급적 장 건강을 잘 유지하는 것이 좋습니다. 특히 변비가 있는 사람은 해독 기능에 문제가 있을 수밖에 없습니다.

기능의학적 해독 치료 독소가 인체에 들어와 몸 밖으로 나가는 모든 과정을 염두에 두어야 합니다. 만약 자신이 해독할 수 있는 능력 이상의 독에 계속 노출되고 있다면, 무엇보다 그 독소의 원인이 되는 통로를 찾아 차단해야 합니다. 또 간에서 독을 포장하는 과정이 원활하지 않은 사람에게는 그 독을 잘 포장하는 데 필요한 원료를 공급해야 합니다. 그리고 간에서의 포장은 잘 되는데 장에서의 배출이 힘들거나 장 누수로 인해 독이 쉽게 몸속으로 재흡수되는 사람의 경우에는 장 치료를 우선해야 합니다. 기능의학 병원에서는 해독과 관련한 모든 검사를 진행해 각자의 문제에 맞는 맞춤 치료를 제공하고 있습니다.

2장

당신이
낫지 않는 진짜 이유

: 약물 치료와 현대 의학의 한계

약물 중심의 현대 의학이 갖는 가장 큰 문제점은 그 약물이 치료제가 아닐 수 있다는 사실입니다. 대부분의 약물은 환자가 호소하는 증상을 완화하기 위해 개발됩니다. 원인 치료제가 아니라 증상 완화제인 셈입니다. 그렇기 때문에 혈압약, 당뇨약, 고지혈증약 등은 한번 먹기 시작하면 원인을 해결하지 않는 한 끊을 수 없으며, 오히려 증상이 점점 심해짐에 따라 복용하는 약물의 수가 늘어납니다. 기능의학자로서 환자를 치료할 때 가장 먼저 하는 것이 기존에 복용하는 약물을 끊게 하는 것인데, 생각보다 반발이 큽니다. 많은 분이 그동안 약물에 의존해왔기 때문에 그 약물을 끊었을 때 발생할지 모를 상황에 불안해합니다. 하지만 기능의학적 몸 관리를 시작하면 약물에 의존하던 삶을 청산할 수 있습니다. 2장에서는 우리가 너무도 당연하게 받아들이고 따르던 현대 의학의 잘못된 방향에 대해 이야기해보고자 합니다.

암 진단이
사형선고는 아니다
———— 암세포

대한민국 40대 이상 성인 사망률 부동의 1위는 '암'입니다. 암 발병률의 증가에 대해 혹자는 진단 기술의 발달로 검진이 빨리 정확하게 이루어지기 때문이라고 말하기도 하지만, 나이가 들면서 환경오염 물질과 발암물질에 갈수록 많이 노출되므로 이는 어찌 보면 당연한 일이라고 생각합니다. 드라마에서도 극적인 상황을 연출하기 위해 늘 '암' 진단을 동원하고 그에 따른 죽음으로 이야기가 전개되는 것을 보면, '암' 진단은 곧 사형 선고라는 공식이 존재하는 듯합니다.

또 과학이 발달해 암 유전자를 찾을 수 있게 되면서, 아직 걸리지도 않은 암을 예방하기 위해 미리 수술을 단행하는 어처구니없는 일도 종종 벌어집니다. 암은 노화 과정에서 생기는 필연적인 결과일지도 모릅니다. 사고사로 죽은 70대 이상 노인들을 부검해본 결과 남자는 2명 중 1명, 여자는 3명 중 1명이 몸속에 암세포를 갖고 있었다는 보고도 있습니다.

암 연구자들에 따르면, 사람은 누구나 아침에 자고 일어나면 몸속에 암세포가 몇만 개 생긴다고 합니다. 그러나 암세포가 생겼다고 해서 우리가 암 환자로 진단받는 것은 아닙니다. 그 세포가 조직에 정착해서 '암'으로 성장하기 위해서는 짧게는 몇 달 길게는 몇 년의 시간이 필요합니다. 그때까지 우리 몸에서는 암의 증식을 억제하는 면역이 작동합니다.

각종 면역 시스템 중에서 자연사멸세포NK-cell, natural killer cell에 대해 한 번쯤 들어봤을 겁니다. 저는 환자들에게 암과 면역의 관계를 이해하기 쉽게 비유를 들어 설명하곤 합니다. 예컨대 한 개인의 몸을 지금 살고 있는 지역사회로 보고 자연사멸세포를 그곳을 지키는 경찰과 군인이라고 가정할 때, 암세포는 거기에 있어서는 안 되는, 반드시 없어져야 하는 존재입니다. 그런데 제가 살고 있는 포항 지역의 구룡포 항구로 간첩이 들어와 진을 치고 있거나 조직폭력배가 포항역에서 지나가는 행인을 위협할 때, 해군이 쳐다만 보고 그냥 지나치거나 순찰하던 경찰이 아무런 조치도 취하지 않으면 어떻게 되겠습니까?

암을 이기기 위해서는 면역을 건강하게 하는 것이 가장 중요합니다. 우리 몸 한 곳에 암이 발생했다고 가정하면, 눈에 보이지 않는 다른 곳 어딘가에 암으로 진행할 가능성 있는 세포들이 즐비하지 않을까요? 이는 어찌 보면 당연한 일인데 아무도 그런 생각을 하지 않는 것 같습니다. 대부분 1기 또는 2기 암으로 진단받으면, 찾아낸 그 암 덩어리를 수술로 제거하는 것으로 치료가 끝났다고 생각합니다. 그렇지 않습니다. 눈에 보이는 암은 사라졌을지 모르지만, 암세포가 클 때까지 아무런 조치를 취하지 못한 여러분의 면역 시스템엔 변화가 없습니다. 더구나 수술이나 항암 치료를 진행하는 과정에서 기존에 있던 기본 면역 시스템조차 망가지기 십상입니다. 언제든 암이 재발하는 게 전혀 이상하지 않습니다.

닥터덕이 만난 수많은 암 환자

저를 찾아오는 암 환자 중 많은 분이 수술 후 1~2년 정도까지는 건강했는데 갑자기 재발해서 재수술을 권유받았다고 호소합니다. 좀 늦은 분들은 재수술을 두 차례 넘게 하고 찾아오기도 합니다. 수술이 무조건 나쁘다고 말하는 것은 아닙니다. 암세포를 이겨내는 데 가장 중요한 면역을 높이기 위한 노력은 하지 않으면서 암세포를 떼어버리려고만 하면 절대로 암과의 전쟁에서 승리할 수 없다는 얘기를 하려는 겁니다.

제 환자 중에는 암 진단을 받고 수술을 권유받았으나 그걸 뿌리치고 기능의학 치료를 받기 위해 찾아오는 분도 있습니다. 어떤 분은 암 중에서 손쉽게 수술로 제거할 경우 5년, 생존율이 가장 높은 갑상선 암 진단을 받았습니다. 보통은 수술을 선택하는데, 이분은 그 대신 스스로의 면역으로 암을 이겨내고 싶다고 저를 찾아왔습니다. 치료하는 의사로서는 부담스러울 수밖에 없었습니다. 그러나 환자분의 뜻이 확고했고 저도 그렇게 치료하는 게 옳다고 판단했죠. 그래서 1년 6개월 정도 열심히 치료한 끝에 암 진단을 받은 병원에서 추적 검사(조직 검사) 결과 더 이상 암세포가 없다는 완치 판정을 받았습니다.

기능의학으로 환자를 치료하다 보면 이런 기적을 심심치 않게 목도할 수 있습니다. 70세 할아버지 한 분은 폐암으로 6개월 시한부 판정을 받았습니다. 병원에서는 수술과 항암 치료를 권유했으나 이를 마다하고 기능의학 치료를 받으면서 면역 관리만 했는데도 지금까지 5년 넘도록 건강하게 지내고 있습니다. 또 다른 환자는 암 수술을 하려고 개복을 했는데 암세포가 복강에 너무 많이 퍼져서 원발 병소(암이 처음 생긴 자리)를 제거하지 못한 채 6개월 시한부 판정을 받았습니다. 그러나 3년 이상 저와 함께 기능의학 치료를 받으면서 가족과 행복한 시간을 보내다 편안하게 소천하셨지요. 그분이 항암 치료만 고집했다면 아마 그 행복한 시간은 없었을지도 모릅니다. 우리는 암과의 싸움에서 이기는 법을 잘못 배운 것 아닐까요?

암은 대사 질환입니다. 고혈압이나 고지혈증같이 몸속의 기본적인 시스템에 문제가 발생하면, 그걸 해결하기 위해 우리 몸은 자연적으로 여러 가지 상황에 변화를 주면서 적응하려 합니다. 정상적인 세포가 산화 스트레스에 의해 손상이 발생하면 우리 몸은 그 손상된 세포를 사멸시켜 에너지로 사용하는 자가 포식 기능을 이용할지, 손상된 부분을 수리해서 계속 사용할지 판단합니다. 이 2가지 기능을 제대로 활용하는 몸이라면 암이 잘 생기지 않을 것입니다. 그런데 수리해서 쓰면 망가지고, 또다시 수리해서 쓰면 망가지길 반복하다 보면 회복 불능 상태로 넘어가는 것이 바로 암입니다.

주류 의학적 암 치료에는 수술, 화학 항암제, 방사선 등이 있습니다. 이런 고식적 치료법의 기본적 관심은 암 자체에 있죠. 얼핏 보면 맞는 말 같습니다. 그러나 자세히 들여다보면 놓치는 게 있습니다. 바로 '자아'입니다. 자아가 없는 암은 아무런 의미도 없습니다. 암세포를 죽이는 데 성공했지만 여러분이 죽었다면 의미가 있을까요? 암세포를 다 죽이지는 못해도 건강하게 살 수 있다면 오히려 그게 더 성공한 것 아닐까요?

우리는 '어떻게 건강하게 살 것인가?'보다 '암세포를 어떻게 때려잡을 것인가?'에 더 관심이 있는 것 같습니다. '내'가 있고 나서야 암세포도 있는 것인데, '내'가 없는 암과의 전쟁에 아무런 무기도 없이 참전하는 꼴입니다. 지금도 천문학적인 돈을 투자해서 암과의 전쟁을 하고 있지만, 해마다 암으로 인한 사망률이 부동의 1위를 차지하고 있는 게 너무도 이상하지 않은가요? 문제가 해결되지 않는다면 우리가 무엇을 잘못 생각하고 있는지, 어디서부터 잘못되었는지 되짚어봐야 합니다. 하지만 그러기에는 이미 '암 산업'이 너무나 커져 버렸습니다.

암 환자가 꼭 알아야 할 기능의학

암 환자에게 식이 조절은 정말 중요합니다. 어떤 식사를 하는가에 따라 암을 촉진하기도 억제하기도 하니까요. 여성 암의 3분의 1을 차지하는 유방암과 세계에서 세 번째로 흔한 대장암의 경우에는 유제품(유단백)과 가공육 섭취가 암을 촉진할 수 있기 때문에 제한해야 합니다. 그런데 암 관련 학회에서 암 환자들에게 버젓이 유제품과 가공육을 추천 식단으로 권장하고 있습니다. 왜일까요? 암을 퇴치하기 위해 세운 학회가 암을 유발할 수 있는 음식(우유, 육류)을 만드는 낙농업자들의 후원을 받고 있기 때문입니다.

그러면 이제 달걀로 바위를 치는 심정으로 암을 대하는 여러분을 위해 기능의학적 암 치료에 대해 말씀드리겠습니다.

발병 원인 치료 암 환자가 치료를 받으러 오면 제가 가장 유심히 보는 것이 그분에게 암이 발생할 수밖에 없는 원인을 찾는 것입니다. 어떤 분은 이렇게 말합니다. "나는 몸 관리도 잘하고 영양제도 잘 챙겨 먹는데 왜 나한테 이런 몹쓸 암이 생긴 건지 이해할 수 없어요." 하지만 이런 말에는 약간 문제가 있습니다. 관리를 잘했을지라도 발생할 수 있는 게 암이긴 하지만 보통은 관리를 잘 못해서 발생하는 것이 암이기 때문입니다. 그래서 저는 환자가 어떤 관리를 잘 못했는지 찾는 것부터 시작합니다. 지루한 과정이지만 반드시 찾아내야 하죠. 그렇지 않으면 아무리 수술을 하고 항암 치료를 한들 암의 재발을 막을 방법이 없기 때문입니다. 암의 직접적 원인은 알 수 없을지라도 1군 발암물질로 알려진 니코틴과 라돈과 같은 유해 물질들이 몸속에 있는 그대로 암을 치료한다는 게 얼마나 아이러니한 상황인지 꼭 한번 생각해봐야 합니다. 이런 경우 저는 기능의학 항암 치료와 중금속 킬레이션 치료를 병행합니다. 병원에 내원하는 간격에 따라 1개월에 1~2회 정도의 킬레이션 치료를 기능의학 항암 치료와 병행할 것을 추천합니다.

활성산소 관리 산화 스트레스를 유발하는 활성산소는 몸속 세포를 공격해서 단백질, 지질, 미토콘드리아, DNA 등에 손상을 일으켜 수많은 질병을 유발합니다. 단백질의 산화는 항산화 효소의 생산을 억제하고, 항염증 작용 기능을 떨어뜨립니다. LDL콜레스테롤 자체가 나쁜 게 아니라 산화 LDL콜레스테롤이 동맥경화증을 유발하는 것입니다. 미토콘드리아와 DNA가 산화해 암세포로 변하는 것이고요. 현대사회에서 활성산소를 완전히 차단할 수는 없겠지만 최대한 줄이려 노력해야 합니다. 그래서 더욱더 활성산소를 해결할 수 있는 항산화력의 균형을 유지하는 게 중요합니다.

면역 강화 자연사멸세포에 암세포를 찾아서 제거하는 능력이 있다고 말씀드렸는데, 이 자연사멸세포의 기능을 향상시키는 영양제에는 비타민C, 비타민D가 있습니다. 비타민C는 몸무게 1kg당 60mg을 꾸준히 복용했을 때 78%의 실험군에서 자연사멸세포 활성도를 10배 높였다는 연구 보고가 있습니다. 백혈구 세포 표면에는 비타민C 통로가 있어 여러분이 비타민C를 먹으면 백혈구 세포 내부의 비타민C 농도가 올라가 백혈구를 활성화시키는 역할을 합니다. 비타민D는 혈중 레벨을 60ng/ml 이상 유지할 때 대부분 암의 유병률을 낮추는 효과가 있습니다. 그와 반대로 면역을 떨어뜨리는 물질에는 설탕이 있습니다. 탄산음료에 들어 있는 설탕의 양은 생각보다 많습니다. 한 캔에 각설탕 28개가 들어 있다고 보면 됩니다. 이런 음료를 먹고 나면 백혈구의 면역 기능이 50% 이상 떨어집니다. 면역을 높여도 암을 예방할 수 있을까 말까 하는데, 우리는 너무도 쉽게 이런 음료를 먹으며 살아갑니다. 제로 칼로리 음료에는 설탕은 없지만 단맛을 내는 인공감미료가 포함되어 있습니다. 이건 설탕보다 더 나쁜 영향을 미칩니다. 암 환자라면 절대로 공장에서 가공해 만든 음료를 먹어선 안 됩니다. 저는 주로 환자분께 깨끗한 물에 비타민C 가루를 타서 마시도록 권합니다.

자가 포식 증진 산화 스트레스로 손상된 세포는 자가 포식 과정을 통해 제거하고 건강한 새 세포를 만드는 게 효율적입니다. 그리고 자가 포식 기능을 향상시키는 가장 좋은 방법이 '단식'입니다. 평소 소식을 습관화하고, 간헐적 단식을 통해 자가 포식 기능을 잃지 않도록 노력하는 게 필요합니다.

체온 관리 몸속 체온이 1℃만 올라가도 면역 기능이 5배 증가하고 효소 기능도 활성화됩니다. 반대로 체온이 떨어지면 암 발생 확률이 커지기 때문에 기초체온을 높게 유지하려는 노력이 필요합니다. 그러기 위해서는 자율신경의 기능을 높여야 하는데, 이를 위해 제가 추천하는 방법은 족욕과 냉수마찰입니다. 족욕은 따뜻한 물에 직접 발을 담그는 걸 추천합니다. 시중에 편리하게 전기열로 발을 따뜻하게 하는 제품도 있지만 좋지 않습니다. 귀찮더라도 따뜻한 물을 준비해서 하루 1회 발만 담가 머리끝까지 온기를 느끼도록하는 게 좋습니다. 족욕 이야기를 하면 많은 분이 반신욕은 어떠냐고 물어보는데, 그것도 괜찮습니다. 평소 냉수마찰과 비슷한 효과를 볼 수 있는 방법이 있습니다. 매일 샤워할 때 미온수로 먼저 깨끗하게 씻고 헹굴 때 따뜻한물 10초, 찬 물 10초, 따뜻한 물 10초, 찬 물 10초, 따뜻한 물 10초 이렇게 번갈아가며 끼얹는 것입니다. 이때 시작과 마지막은 반드시 따뜻한 물로 해야합니다. 피부의 온도 변화는 심부에서 열을 만드는 시스템을 자극해 기초체온을 높이는 역할을 합니다. 근육은 우리 몸에서 열을 만드는 중요한 기관입니다. 따라서 매일 규칙적인 운동을 통해 몸에서 열을 만드는 연습을 꾸준히하는 게 좋습니다.

기능의학이 바라보는 항암 치료　　항암제 허가를 받기 위한 조건은 이렇습니다. '4주 동안 투여했을 경우 암 사이즈가 2분의 1 이상 줄어들어야 한다.' 그런데 여기에 암 환자의 컨디션은 포함되지 않습니다. A 신약을 투여하자 암세포가 60% 줄어들었지만 정작 치료를 받은 환자가 사망했고, B 신약을 투여하자 암세포가 40%밖에 줄어들지 않았지만 환자의 컨디션이 아주 좋아졌다고 할 때, 항암제로 승인받는 쪽은 A 신약입니다. 기능의학자로서 저는 항암제가 암세포를 줄일 수 있다는 걸 부인하지 않습니다. 그러나 암세포를 줄이는 과정에서 환자의 면역 시스템이 망가지는 경우를 종종 봅니다. 그 결과 항암 치료를 마친 후 스스로의 면역으로 남은 암세포의 증식을 억제해야 하는데, 면역 시스템이 망가져 오히려 빠른 속도로 암이 진행됩니다. 그래서 저는 이런 기본적인 내용을 충분히 이해하는 환자분에 한해 처방받은 항암제의 용량을 4분의 1에서 8분의 1로 줄여 복용하는 걸 추천합니다. 그리고 이와 더불어 암세포 증식 억제 효과가 있는 암 대사 치료 약물을 오프라벨off-label(의약품을 허가 사항과 다른 목적으로 처방하는 것) 개념으로 처방하고 메가비타민C와 메가셀레늄 복용, 면역을 높이는 미슬토mistletoe(압노바)와 싸이모신 알파thymosin alpha 주사 치료를 병행합니다. 항암제 부작용은 최소화하면서 몸속 면역 시스템에 손상을 주지 않기 위함입니다. 기존 항암제의 용량을 줄이면 대부분의 환자가 처음엔 불안해하는데, 그렇게 기능의학 치료를 받은 후 중간 검사 결과가 좋게 나오는 걸 보면 그제야 안도합니다. 물론 저는 조언해드릴 뿐 모든 선택은 환자분의 몫입니다. 그리고 환자분이 어떤 선택을 하든 그에 맞는 치료로 최선을 다할 뿐입니다.

암은 더 이상 사형선고가 아닙니다. 오히려 우리에게 이런 경고를 주는 것입니다. "너는 지금 몸 관리를 잘 못하고 있어! 지금이라도 어서 정신 차리고 바르게 몸 관리를 하지 않으면 더 위험해질 수 있어!" 마음 편하게 지내는 분들에게는 암이 잘 생기지 않지만, 세상과 치열하게 사투를 벌이며 사는 분들에겐 암이 생기는 경우가 많습니다. 성공을 향해 열심히 달려가다 보면 자신의 몸 관리에 소홀할 수밖에 없고, 그건 가족과의 관계도 마찬가지입니다. 그런 사람에게 암 선고는 자신을 돌아보고 가족과 좀 더 함께할 수 있는 시간을 갖게 도와줌으로써 진정한 행복이 무엇인지 생각하게끔 만들기도 합니다. 같은 사건을 바라보더라도 어떤 시각을 갖느냐에 따라 그 대책은 완전히 달라집니다. 만약 오늘 암 선고를 받았다면 여러분은 어떤 선택을 하겠습니까?

대한민국 출산율
저하의 주범은?

——— 환경호르몬

2023년 대한민국의 합계출산율이 0.72명이라고 합니다. 우리나라가 세계에서 1등을 차지하는 여러 항목이 있는데, 그중 낮은 출산율이야말로 정말로 안타까운 일이라고 생각합니다.

1960~1970년대에 실시했던 산하제한 정책을 1991년에 중단하면서 한때 출산율이 1.7명까지 올라간 적이 있는데, 그 이후 해마다 내리막길을 치달아 지금은 세계 최저 수준인 0.72명이 되었습니다. 이런 추세라면 대한민국이 지구상에서 가장 먼저 사라질 국가라는 얘기도 들립니다. 어쩌다 이렇게 되었을까요? 여러 전문가가 그 원인을 분석하지만, 제 생각에는 환경호르몬의 영향도 무시할 수 없습니다.

'남녀칠세부동석'이란 옛말이 있죠. 과거에는 여성이 초경을 하면 결혼할 준비가 되었다고 여겨 혼인을 진행했습니다. 그런데 점점 결혼 연령이 늦춰지고 있습니다. 제가 결혼할 때만 해도 27세는 빠르지 않은 혼인 연령이었습니다. 그러나 지금은 35세를 넘은 지 오래입니다. 예전의 20대 초반 청년은 예쁜 이성을 쳐다만 봐도 심장이 뛰고 얼굴이 빨개지곤 했는데, 요즘은 조금 과장해서 말하면 소가 닭을 쳐다보듯 합니다.

TV에 나오는 젊은 남자 연예인과 아이돌 스타를 보면 얼핏 중성적인 이미지가 강합니다. 이성 간의 끌림이 과거와 많이 다르다는 걸 알 수 있는 대목입니다. 왜 이렇게 되었을까요? 세계적으로 볼 때, 가장 빠르게 변화에 적응하는 나라가 대한민국이 아닐까 싶습니다. 특히 IT 쪽으로는 세계에서 이런 나라가 없습니다. 전 국민이 손에 작은 TV를 들고 다니며 전화 통화를 하고, 영화를 보고, 은행 업무를 보고, 게임도 합니다. 이제는 휴대폰 하나면 못 할 게 없는 세상입니다. 매일매일 휴대폰에서 나오는 블루라이트의 공격에 눈은 혹사당하고 전자파에 노출됩니다. 여기에 더해 우리는 너무나도 많은 환경호르몬의 영향을 받으며 살고 있습니다.

음식, 어떻게 먹어야 할까

여러분이 좋아하는 라면이 컵라면 형태로 처음 출시된 것은 1972년입니다. 종이 용기에 물을 부으면 종이가 축축해지기 때문에 그걸 방지하려면 플라스틱 성분으로 코팅을 해야 합니다. 여기에 쓰이는 성분이 폴리스티렌polystyrene입니다. 100℃의 물을 붓는 것도 모자라 전자레인지에 넣어서 한 번 더 가열해 먹기도 합니다. 동물실험에서는 이런 용기에 노출된 실험군에서 갑상선호르몬 이상이 나타났습니다. 그런데 인체에 미치는 유해성 평가에서는 별문제가 없으니 사용해도 좋다고 합니다. 우리는 이런 안전하다는 말을 너무도 쉽게 믿습니다. 아니, 믿기보다는 믿고 싶어 하는 것 같습니다. 편리함을 얻는 대신 건강을 잃게 되는데도 말입니다.

과거 제가 의과대학에 입학할 때까지만 해도 커피 파는 곳은 다방이 전부였습니다. 집에서 프림과 설탕으로 직접 믹스 커피를 만들어 먹던 시절이 있었죠. 그런데 지금은 카페가 넘쳐나고, 1회용 컵 사용은 해마다 신기록을 경신하고 있습니다.

비스페놀A는 플라스틱 가소제로서 플라스틱을 부드럽고 잘 구부러지게 만들어줍니다. 빨대나 1회용 컵에 모두 쓰이죠. 그런데 이 비스페놀A가 인체에 들어오면 호르몬 수용체에 달라붙어 가짜 여성호르몬, 즉 제노에스트로겐xenoestrogen 역할을 합니다. 따라서 여기에 지속적으로 노출되면 남자는 여성화되고 여성은 여성으로서 기능이 망가져 중성화 경향을 띠게 됩니다. 비스페놀A가 문제로 대두되자 이를 대체할 비스페놀S, 비스페놀F, 비스페놀Z 등 수많은 비스페놀A 아류를 만들어 '비스페놀A 프리BPA free'라고 광고합니다. 비스페놀A는 우리가 카드 결제 후 받는 영수증 감열지에도 있고, 배달 음식의 포장 용기와 치과용 충전제에도 들어 있습니다.

옷, 어떻게 입어야 할까

제가 초·중·고등학교를 다닐 때만 해도 옷이라곤 교복과 한 번 사면 해질 때까지 입는 몇 벌이 전부였습니다. 교복조차 새것 대신 동네 형이나 사촌 형이 입던 것을 얻어 입었죠. 고등학교 졸업 축하 선물로 작은아버지께 오리털 파카를 받은 기억이 지금도 선합니다.

그런데 지금은 패션 산업의 발달로 온갖 다양한 옷이 넘쳐납니다. 그 대부분이 석유화학 제품의 산물인 폴리에스테르, 레이온, 아크릴, 나일론, 스판덱스 등을 원료로 사용하죠. 의류 디자인에 쓰이는 합성 염색제에는 수은과 납 등이 포함되어 있고, 원단에 주름이 잘 잡히지 않게끔 하기 위해서는 포름알데히드formaldehyde를 씁니다. 그런 옷들을 인터넷 쇼핑으로 손쉽고 저렴하게 구입하고, 몇 번 입다가 맘에 안 들면 버리곤 하죠.

요즘은 '면'으로 만든 옷이 거의 없습니다. 목화는 값이 비싸기 때문에 훨씬 저렴한 석유화학 제품으로 옷을 만듭니다. 그런데 여기서 뿜어져 나오는 유기용매는 아주 역한 냄새를 풍깁니다. 따라서 옷을 구입할 때는 청과물 가게에서 과일을 고를 때처럼 반드시 옷감의 냄새를 맡아봐야 합니다. 옷의 디자인과 모양을 보기 전에 우선 코로 가져가 화학약품 냄새가 나면 쳐다보지도 말고 지나쳐야 합니다.

청바지는 빨래를 할 때마다 염색물이 빠져 나옵니다. 수십 번을 빨아도 계속해서 나오는 이 파란색 염료는 '인디고페라indigofera'라 는 식물의 염료를 화학적으로 재현한 것인데, 향수로 따지면 장미 향수에 장미가 없는 것과 같습니다. 자연에 존재하는 염료는 너무 비싸기 때문에 공장에서 대량생산하는 것은 거의 대부분 인공 염료 라고 보면 됩니다.

인공 염료의 베이스 역시 석유화학 성분에서 추출한 것이며, 인 공 염료로 섬유에 염색을 하기 위해서는 또다시 화학 촉매제가 필 요합니다. 고등학교 때 새로 산 청바지를 입고 친구를 만나러 간 적 이 있습니다. 그런데 때마침 비가 와서 우산도 없이 비를 흠뻑 맞았 는데, 집에 돌아와 옷을 벗었더니 다리의 피부가 파랗게 물들었던 기억이 납니다. 요즘 청바지는 빨래를 해도 염색물이 잘 빠지지 않 습니다. 충분한 워싱 작업을 했기 때문입니다. 그런데 이 워싱 작업 에도 화학 촉매제가 필요합니다.

면이라고 해서 안전한 건 결코 아닙니다. 저는 대기업에서 만든 100% 순면 속옷을 사서 입은 적이 있습니다. 순면이라니까 별 생각 없이 그냥 입었는데, 6시간도 채 되지 않아 벗지 않으면 안 되는 상 태가 되었습니다. 속옷이 닿은 피부에 알레르기 반응이 일어난 것입니다. 누가 봐도 어떤 옷을 입었는지 알 수 있을 정도였습니다.

우리는 보통 음식을 통해, 호흡하는 공기를 통해, 피부 접촉을 통해 환경호르몬에 노출됩니다. 그중 음식은 하루에 일정한 시간에만 섭취하고 이후 해독할 시간이 있습니다. 공기 또한 대기오염이 심한 경우를 제외하고는 일반 사람들에게 큰 영향을 미치지 못합니다. 그러나 옷은 다릅니다. 옷은 낮이든 밤이든 계속해서 몸에 걸치고 있어야 합니다. 그렇기 때문에 어떤 옷을 입는지가 정말이지 중요합니다. 게다가 하루 종일 입고 있는 옷은 쉬지 않고 피부를 통해 몸속으로 흡수되기 때문에 해독할 시간이 부족합니다. 이런 하루하루가 쌓이면 우리의 몸은 점점 죽음과 가까워지게 됩니다. 특히 성장기 아이들에게는 성인보다 치명적인 영향을 미칩니다.

옷 중에는 물세탁을 못 하고 드라이클리닝을 해야 하는 것도 있습니다. 드라이클리닝에는 테트라클로로에틸렌PCE이라는 유기용매가 쓰입니다. 그런데 PCE가 간, 신장, 생식기(고환, 난소)에 독성을 유발하고 '2A군 발암물질'로 보고되었다는 사실을 아는 사람은 드문 것 같습니다.

인공 향, 어떻게 해야 할까

요즘 여성들은 향수를 꽤나 좋아합니다. 특히 한 번 뿌리면 오래가는 향수를 선호하죠. 그런데 자연에 존재하는 꽃이나 식물에서 추출한 향은 오래가지 않을뿐더러 그걸 향수로 만드는 데 막대한 비용이 듭니다. 어쩔 수 없이 석유에서 추출한 베이스에 비슷한 향을 조합해 인공 향수를 만듭니다. 자연의 향에 비해서 10분의 1 가격으로 만들 수 있고, 사람의 후각으로는 자연의 향인지 인공의 향인지 구별할 수 없습니다. 아주 예민해서 석유화학 제품에 노출되었을 때 몸에 이상 반응을 일으키는 사람만 구별할 수 있답니다. 빨래할 때 사용하는 섬유 유연제에 들어가는 것도 당연히 인공 향입니다. 예민한 경우에는 이런 향만 맡아도 심장이 뛰고 숨이 가빠져 힘들어하는 분이 있습니다.

예전에 아버지들이 간식으로 사다주던 생과자를 요즘은 찾아보기 힘듭니다. 아이들이 좋아하는 요즘 과자는 대부분 대기업에서 만든 것인데, 여기에도 인공 맛과 함께 인공 향이 들어갑니다. 극히 미량이라 안전하다고 허가를 받았지만 여러 가지 화학제품이 복합될 때 발생할 수 있는 교차 반응에 대해서는 아무도 이야기하지 않죠.

환경호르몬에서 벗어나기 위한 최소한의 노력

태어나서 인공 젖꼭지를 빨고 젖병에 분유를 타서 마시는 것부터 시작해, 우리는 매일매일 자기도 모르는 사이에 석유화학 제품의 노예가 되어가고 있습니다. 이 모든 오염 물질이 남자와 여자의 생식 능력을 떨어뜨립니다. 남자의 경우는 정자 생성을 억제하고, 정자의 활동력을 떨어뜨립니다. 가장 중요하게는 남성성을 잃게 만들죠. 여자의 경우는 제노에스트로겐 역할로 인해 생리통, 생리 불순, 자궁내막증 등 심각한 질환을 유발하고 결국에는 불임을 초래합니다. 특히 산부인과 의사들에 따르면, 여성 부속기관附屬器官 질환으로 내원하는 환자군의 나이가 점점 젊어진다고 합니다.

이렇게 수많은 환경호르몬의 공격 때문에 남자는 여자를 봐도 가슴이 뛰지 않고, 여자도 남자 때문에 얼굴을 붉히지 않습니다. 오히려 맘이 잘 통하는 동성끼리 더 호감을 갖죠. 이러니 정년기를 훌쩍 넘기도록 결혼할 생각이 없습니다. 요즘은 결혼해 아이를 낳으면 국가에서 매달 육아 지원금을 준다고 합니다. 하지만 이성에 대한 끌림이 없는데, 그 정도 금전적인 후원으로 출산율 문제를 해결할 수 있을까요?

그렇다면 어떻게 하는 것이 가장 좋을까요? 아이들이 입는 옷은 어려서부터 100% '면'을 써야 합니다. 이 또한 삶아서 이물질을 충분히 제거한 후에 입어야 하고요. 특히 피부에 직접 닿는 속옷은 무조건 면 소재여야 합니다. 폴리에스테르 혼방은 가능한 한 피부에 닿지 않도록 해야 합니다.

어려서 입맛은 평생을 간다고 하죠. 그러니 아이들이 인스턴트, 패스트푸드에 입맛을 들여선 안 됩니다. 집에서 직접 만든 건강한 간식거리로 아이들의 입맛을 잡아야 합니다. 한 번 공장 과자 맛에 빠지면 헤어 나올 수 없습니다. 그래서 저는 아이들을 데리고 마트에 가지 말라고 권합니다. 아이들은 눈에 보이는 것에 현혹되어 뭐든 먹고 싶어 하기 때문입니다.

또한 가급적 일회용 컵 사용을 자제하고 텀블러나 스테인리스 빨대를 휴대하는 게 좋습니다. 뜨거운 음료를 마실 때는 머그잔을 사용하고, 찬 음료도 가급적 스테인리스 텀블러에 담아 마시는 게 좋습니다. 세정제와 로션도 첨가물이 없는 천연 성분으로 만든 것을 사용하세요. 티끌 모아 태산이라고 했던가요? 이것쯤이야 하는 순간, 여러분의 후대가 없어질지도 모릅니다.

불임 부부에서
탈출하는 방법
———— 습관 개선

    요즘은 과거에 비해 임신이 잘 안 되거나 임신 후 유산으로 힘들어하는 부부를 심심치 않게 볼 수 있습니다. 이런 문제로 기능의학 병원을 찾는 부부가 간혹 있습니다. 실제로 기능의학의 도움을 받아 임신에 성공했다는 소식을 들을 때 기능의학자로서 큰 기쁨과 보람을 느끼곤 합니다.

    최근 들어 불임 부부가 많아진 이유는 무엇일까요? 위의 경우에는 기능의학 치료를 어떻게 했기에 임신의 축복을 얻게 되었을까요?

    미국 플로리다주 마이애미에 파도타기를 즐기는 신혼부부가 있었습니다. 이 부부는 불임 클리닉에서 검사했을 때 특별한 문제가 없다고 들었는데, 원인 모를 유산을 세 번이나 경험했습니다. 이후 기능의학자를 찾아간 부부는 충격적인 이야기를 듣습니다. 그건 파도타기를 당장 그만두라는 거였습니다.

서퍼가 파도를 잘 타기 위해서는 서핑보드에서 균형을 잡아야 합니다. 그래서 서퍼들은 미끄러운 서핑보드에 미끄럼을 방지하는 왁스를 바릅니다. 이걸 바르지 않으면 서핑을 편하게 즐길 수 없기 때문이죠. 서퍼들이 서핑보드에 바르는 물질에는 밀납beewax 성분이 있는데, 여기엔 비소, 카드뮴, 수은 같은 중금속이 함유되어 있습니다. 가끔이면 큰 문제가 없을 수 있지만 거의 매일같이 반복해서 왁스를 사용하면 유해 성분이 인체 내로 흡수되고, 임신한 여성의 경우 유산될 위험이 크게 증가합니다.

이처럼 우리는 대부분 일상생활에서 자신도 모르게 유해 물질에 노출되곤 합니다. 기능의학자들의 주된 업무가 바로 이를 찾아서 해결해주는 것입니다. 기능의학에서는 불임 부부에게 기본적으로 중금속(혈액, 모발, 소변), 환경호르몬(파라벤, 프탈레이트, 비스페놀A), 활성산소(산화 스트레스, 호모시스테인, 코큐텐), 비타민 SNPs 등의 검사를 실시합니다. 그 검사 결과를 토대로 몸속 오염 물질을 체외로 배출하는 치료와 함께 부족한 영양소를 보충해줍니다. 이렇게 하면 6개월 이내에 임신하는 경우가 종종 있습니다. 물론 이는 부부 모두에게 기질적인 불임 원인이 없다는 가정하에서 가능한 일입니다.

불임 클리닉 검사에서 특별한 이상이 발견되지 않았다면, 인공수정으로 넘어가기 전에 우선 기능의학적 검사를 해보길 추천합니다.

그러지 않고 인공수정을 시작하면 지금까지 임신을 못 했던 원인을 해결한 상태가 아니기 때문에 혹여 임신을 하더라도 건강한 아이를 출산한다는 보장이 없습니다.

제가 신혼부부에게 꼭 하는 말이 있습니다. "건강한 아이를 출산하기 위해 노력해야 합니다. 그러니 적어도 6개월 정도는 기능의학적으로 몸 관리를 철저히 한 후에 임신을 계획하기 바랍니다."

이를 위해서는 기본적으로 다음과 같은 관리와 주의가 필요합니다.

음식 관리 예전 어른들은 못생긴 것, 흠 있는 것은 산모가 먹지 못하도록 했습니다. 그런 걸 보면서 '참 미신적이다'라고 여겼을지 모르지만 제 생각은 다릅니다. 우리가 먹는 것이 우리의 몸을 만들기 때문에 어떤 음식을 먹는가는 아주 중요합니다. 특히 산모가 될 여성의 경우에는 더욱 그렇습니다. 만약 농약 성분이나 식품첨가물이 들어 있는 음식을 좋아하고 많이 먹는다면 임신을 유지하고 건강한 아이를 출산하는 데 큰 걸림돌이 될 것입니다.

옷 관리 적어도 피부에 닿는 옷은 100% 면을 사용하고, 가급적 새 옷은 입지 않도록 합니다. 석유화학 소재로 이루어진 옷을 입는 것은 매일같이 '석유통'에 들어가 있는 것과 같습니다. 생리대 역시 석유화학 성분으로 만든 것은 사용하지 말아야 합니다. 불편하겠지만 집에 있을 때만이라도 100% 면으로 된 생리대를 사용하고, 외출 시에도 펄프 재질의 유기농 생리대를 사용하되 가급적 자주 교체하길 권합니다.

피부 관리 입욕제, 세정제, 보디워시 등은 환경호르몬이 첨가되어 있지 않은 천연 성분을 사용하고, 보습제의 경우도 첨가물이 없는 제품을 사용하십시오. 잘 관리하고 있다면 환경호르몬 검사에서 정상으로 나올 테고, 그렇지 않다면 노출된 환경호르몬이 검출될 것입니다. 다행히 관리만 잘하면 환경호르몬을 스스로 해독해서 체외로 배출시킬 수 있습니다. 2세를 계획 중이라면 우선 해독을 먼저 하고 몸을 깨끗하게 만든 다음 임신하는 것이 건강한 아이를 출산할 가능성을 높이는 지름길입니다.

중금속 배출 관리 모발, 혈액, 소변을 통한 검사에서 높게 측정된 중금속이 있다면 체외로 충분히 배출될 때까지 꾸준히 킬레이션 치료를 받아야 합니다. 특히 산모의 중금속 오염은 태아에게 치명적입니다. 같은 양의 중금속이라도 성인에 비해 태아에게 미치는 영향은 엄청날 수 있습니다. 더구나 임신 중에는 산모의 몸에 있는 중금속이 태아에게 절반 정도 넘어가기 때문에 특별히 킬레이션 치료가 중요합니다.

비타민 관리 지금은 비타민 SNPs 검사를 통해 비타민 대사 유전자의 기능을 살펴볼 수 있는 시대입니다. 비타민B9 유전자 변이가 있는 산모에게 합성형 엽산을 투여하면 오히려 심각한 부작용을 일으킬 수 있기 때문에, 임신을 계획 중이라면 반드시 비타민 유전자 검사를 받은 후 그 결과에 맞는 비타민을 섭취하길 권합니다.

술, 담배 끊기 아마도 임신을 준비하는 여성이 술과 담배를 하는 경우는 없을 겁니다. 그러나 남성의 경우에는 그런 걸 크게 고려하지 않는 것 같습니다. 하지만 저는 아빠가 되길 바라는 남성에게도 금연과 금주를 권합니다. 적어도 자신을 닮은 건강한 아기를 원한다면 그 정도 노력은 해야겠죠. 제가 남성들에게 기본적인 기능의학 검사를 기반으로 필요한 영양제를 처방하면서 함께 추천하는 것은 정자 운동성 향상에 도움을 주는 코큐텐입니다.

불임으로 고민하던 부부가 건강한 아기를 출산한 후, 잊고 지낼 만하면 종종 이런 소식을 전하곤 합니다. "선생님 덕분에 아기가 건강하게 잘 크고 있습니다." 아마 기능의학자로서 이보다 더 기쁜 일은 없을 겁니다.

몸이 보내는
위험 신호
———— 통증

　세상에 아픈 걸 좋아할 사람은 아무도 없습니다. 만약 있다면 한센병 환자들일 겁니다. 한센병 환자에게 통증은 오히려 선물일 테니까요. 뜨거운 불에 피부가 타들어가는 순간에도 통증을 느끼지 못해 그대로 있다가 조직 손상이 심해져서 수술로 제거해야 하는 경우도 있죠. 손가락이 모두 절단된 환자도 더러 있습니다. 따라서 통증은 우리에게 꼭 필요한 감각입니다. 인체의 이상 신호를 전달해 위험 요소에서 벗어날 기회를 주기 때문입니다.

　통증이 발생하는 주된 기전은 혈관의 확장에서 시작됩니다. 가령 피부에 종기가 나면 염증 부위가 빨갛게 부어오르며 아픕니다. 이처럼 병변 부위가 빨개지는 것은 혈액 공급을 원활하게 하기 위함입니다. 감염된 조직일수록 혈액에 포함된 면역세포, 산소, 영양소 등이 더 많이 필요하거든요. 심부에 있는 혈액이 말초로 빠르게 공급되면 정상 피부 조직에 비해 혈관이 확장된 조직은 온도가 올라가고, 이럴 때 우리는 통증을 느낍니다.

우리가 가장 흔히 느끼는 통증 중에 두통이 있습니다. 보통 통증은 경추 주위를 둘러싸고 있는 승모근, 경추기립근, 흉쇄유돌근 등의 근육에서 오지만 혈관이 확장되어 느끼는 경우도 있죠. 간혹 두통이 있을 때 혈압이 높아지곤 합니다. 이때 사람들은 흔히 혈압이 높아서 두통이 생겼다고 하지만 오히려 그 반대일 수 있습니다. 우리 몸이 스스로 두통의 원인을 치료하기 위해 혈관을 확장시키고 혈압을 올려서 혈액순환을 원활하게 만드는 거라고 보는 게 맞습니다. 혈압 상승이 두통을 치료하기 위한 인체의 방어 기전인 셈이죠. 그런데 우리는 혈압이 높아서 두통이 생긴다고 생각해 혈압약을 먹습니다. 정작 혈액 공급이 필요한 곳의 문제는 도외시한 채 말입니다.

통증이 좋은 것이라면 어떻게 반응할 것인가

아이들이 감기에 걸리면 발열이 납니다. 몸속의 열을 올려서 바이러스에 대항하기 위함이죠. 바이러스가 직접적으로 열을 만든 게 아니라 몸이 바이러스를 이겨내기 위해 스스로 온도를 높이는 것입니다. 체온이 1℃만 올라가도 바이러스 성장과 번식이 절반으로 줄어들기 때문입니다.

그런데 우리는 조금만 열이 나도 바로 해열제를 먹습니다. 약리 작용으로 열은 떨어질지 몰라도 약 기운이 사라지면 몸은 열을 더 높이려 합니다. 그러면 해열제가 잘 안 든다고 생각해 추가로 약을 더 먹는 악순환이 벌어집니다. 하지만 체온이 39℃를 초과하면 바이러스 억제 효과를 넘어 단백질 변성이 일어날 수 있기 때문에 위험합니다. 그래서 초기 대응이 중요하죠. 37~38℃ 정도의 발열이 일어날 때 너무 억지로 열을 내리려 하기보다는 조금씩 천천히 낮춰야 합니다. 체온과 비슷한 미지근한 물에 수건을 적셔서 아이의 겨드랑이와 사타구니를 닦아주세요. 물기가 마를 때까지 기다렸다가 다시 닦기를 반복하다 보면 몸에 묻은 물이 기화하면서 몸속 열을 빼앗아 서서히 열이 내리기 시작할 겁니다.

나이가 들면 퇴행성관절염이 발생해 손가락 관절이나 무릎 관절이 아파옵니다. 이때 아무런 조치를 취하지 않고 계속해서 무리한 일을 반복하면 비가역적 변형이 일어날 수 있습니다. 그래서 조기에 문제를 해결하라고 몸에서 보내는 신호가 통증입니다. 이럴 때 진통제를 쓰면 통증은 잠시 가라앉겠지요. 하지만 근본 원인을 찾아 해결하지 않으면 더 큰 문제가 여러분을 기다리고 있을 겁니다.

저를 찾아오는 대부분의 환자는 여러 가지 증상을 호소합니다. 이때 아무리 작은 증상이라도 저는 간과하지 않습니다. 생리통, 두통, 이통耳痛, 어깨 결림, 요통, 가슴 답답함, 손발 저림, 어지럼증, 이

명, 수족냉증 등등엔 분명한 원인이 있습니다. 우리가 정확하게 그 원인을 찾지 못할 뿐입니다. 하지만 몸에서 보내는 신호를 무시하지 않고 열심히 건강한 몸을 만들려 노력하다 보면 통증이 하나씩 사라지는 걸 경험할 수 있을 겁니다.

인간이 가진
자연 치유 능력이란?
—————— 약물 치료

시중에서 판매하는 무려 10만 개에 달하는 약물은 대부분 질병의 원인을 치료하기보다 증상을 완화하는 역할만 합니다. 유일하게 치료 개념으로 설명 가능한 약은 항생제, 항진균제 정도입니다. 저를 찾는 대부분의 환자는 많은 병원을 전전하며 복용하는 약을 점차 늘리다가 옵니다. 그들에게 기능의학자로서 제가 가장 먼저 하게 하는 일은 먹던 약을 끊는 것입니다.

일부 환자들은 먹던 약을 끊는 걸 두려워하죠. 심지어 병원에서는 이렇게 말합니다. "이 약을 끊으면 6개월 이내에 100% 재발됩니다." 궤양성대장염으로 저를 찾은 환자도 같은 경험을 했습니다. 그러나 6개월 동안 열심히 기능의학적 치료와 식이 조절, 비타민을 섭취한 결과 추적 검사(대장내시경)에서 염증이 전혀 없고 건강하다는 이야기를 들었습니다. 재발을 확신하던 의사는 얼마나 당황했을까요?

기능의학 치료는 먹던 약을 끊는 것에서부터 시작되지만, 그것만으로 병증을 호전시킬 수는 없습니다. 질병의 원인이 될 만한 것들을 찾아 제거해야 하며, 스스로 질병을 이겨낼 수 있는 면역을 키우려는 노력이 필요합니다.

그렇다면 왜 대부분의 의사가 약에만 의존할까요? 그것은 의과대학에서 배우는 대부분의 의학이 약물에 의존하는 학문이기 때문입니다. 서양 의학의 발달 과정은 제약 산업의 발달과 밀접한 관련이 있습니다. 미국에서 의과대학 설립을 후원한 단체는 의사들의 교육에 약물 사용을 많은 부분 할애했습니다. 이는 그들이 설립한 제약 회사의 이익과 무관하지 않습니다. 이 같은 시스템 안에서 교육을 받다 보니 어쩔 수 없는 것이죠. 마치 기울어진 운동장에서 경기를 하는 것과 같습니다.

제가 30년 전 의과대학에서 경험한 시험 문제는 환자들의 임상 증상을 나열하고 진단을 위한 검사로 뭘 할 것인지, 의심되는 병명은 무엇인지, 어떤 약을 쓸 건지에 대한 것이 대부분이었습니다. 비타민 관련 학문은 거의 배운 적이 없고, 고등학교 때 들었던 단편적 지식에서 크게 벗어나지 않았습니다. 그렇게 교육받고 의사가 되어 환자를 대할 때 머릿속에는 온통 그런 생각(약물 관련)밖에 없는 것이죠. 2001년 처음 개원해 환자를 볼 때가 생각납니다. 진료실에 찾아온 환자를 유심히 살피고, 증상을 청취하고, 간단한 검진(청진, 촉진, 시진)을 하면서 머릿속에 온통 '이 환자에게는 어떤 약을 쓰지?' 하는 생각만 했습니다. 또 모두가 퇴근한 진료실에 혼자 남아서 밤 11시까지 그날 진료한 환자를 리뷰하며 내가 처방한 약이 혹시 잘못된 건 아닌지 전전긍긍했습니다. 가끔 환자들이 비타민 관련 질문을 하면 저도 챙겨 먹지 않던 터라 이렇게 대답하곤 했죠. "그냥 밥이나 잘 드세요. 과일하고 채소 챙겨 먹으면 됐지 비타민까지 먹을 필요 있을까요?" 지금 생각하면 너무도 죄송스럽습니다.

우연히 비타민 수액을 공부할 기회가 생겼고 저 자신에게 비타민 SNPs가 있음을 알았습니다. 평소 오전 진료를 마치고 점심을 먹고 한 시간 정도 잠을 청하지 않으면 피곤해서 오후 진료를 하기 힘들었는데, 비타민을 섭취한 뒤부터는 피곤이 사라지는 경험을 했습니다. 그렇게 시작한 공부가 지금의 저를 만들었습니다.

인간은 누구나 스스로 질병을 치료할 능력을 갖고 태어납니다. 그러나 오염된 세상에서 독성 물질이 체내로 유입되고, 그로 인해 유전자 변이가 발생합니다. 또 토양의 오염과 황폐화로 인해 영양소 결핍이 가속화되면서 자가 치유 능력을 상실합니다. 건강하기를 원하나요? 지금 당장 바른 검사를 통해 몸에 결핍된 영양소를 찾고, 잘못된 생활 습관을 고치고, 수많은 오염원으로부터 스스로를 보호해야 합니다. 그것만이 건강을 지키는 유일한 길입니다.

약물 복용,
꼭 필요한가
——— 고혈압

국민건강보험 빅데이터 통계에 의하면, 우리나라 20세 이상 성인의 고혈압 유병률이 2002년 300만 명에서 해마다 증가해 2020년에는 1,000만 명을 넘어섰습니다.

과연 이렇게 급속히 증가하는 질병이 또 있을까요? 어떤 질병도 이런 데이터를 나타내지 않기 때문에 과연 이런 통계가 나오려면 어떤 조건을 만족해야 하는지 생각해볼 필요가 있습니다. 여기엔 여러분이 모르는 숨겨진 비밀이 있습니다.

어떤 병이든 진단하기 위해서는 기준이 있어야 합니다. 가령 2003년 이전에는 130/100mmHg 이상이면 고혈압이라고 진단했습니다. 그러나 지금은 120/80mmHg를 기준으로 이보다 높으면 고혈압 전 단계로 진단합니다. 혈압 진단 기준을 마련하는 미국의

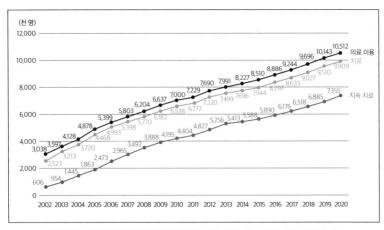

(천 명)

20세 이상 대한민국 성인 고혈압 의료 이용·치료·지속 치료 환자 수의 연도별 변화

공동위원회JNC에서 보고한 자료를 보면, JNC의 1~3차 진단 기준을 만족하는 고혈압 환자 수는 243만 7,000명입니다. 그런데 4차에서는 536만 1,000명으로 2배 이상 늘고, 5~7차에서는 2,700만 명을 넘어 무려 10배 이상 증가했습니다.

왜 이렇게 진단 기준을 바꾸어가며 치료 대상자 수를 늘려야 했을까요? 정말로 철저한 혈압 관리가 환자의 건강에 꼭 필요하다고 판단해서일까요? 아니면 혈압약 판매를 늘려야 했기 때문일까요?

이 질문에 답하기 전에 우선 혈압에 대해 좀 더 생각해보도록 하겠습니다. 혈압이란 인체의 각 세포에 혈액을 공급하기 위해 심장에서 짜주는 압력을 말합니다. 인체의 혈관을 모두 합하면 12만km

로 지구를 세 바퀴 돌 수 있는 길이인데, 심장에서 120mmHg의 압력으로 짜주었을 때 혈액이 인체를 돌아서 심장으로 다시 돌아오는데 1분이 채 걸리지 않습니다. 그런데 어떤 사람의 몸에 문제가 생겨 심장에서 출발한 혈액이 다시 심장으로 돌아오는 데 1분 이상이 걸리면 몸은 자연적으로 혈액이 좀 더 잘 돌 수 있게 혈압을 올립니다. 기린의 혈압은 260/160mmHg로 사람의 2배가 넘는데, 그 이유는 심장에서 짜준 혈액을 머리까지 보내야 하기 때문입니다.

요컨대 고혈압은 질병이 아니라 몸의 자연적인 적응인 것입니다. 과거 뇌출혈 유병률이 컸던 시절에는 혈관의 압력이 높을수록 뇌출혈 위험이 커지기 때문에 혈압을 낮추려 노력했었습니다. 그러나 혈압이 높아야 혈액순환이 잘되는 환자에게 인위적으로 혈압을 낮추면 어떤 일이 일어날까요?

혈관을 도로에 비유해보겠습니다. 몸속 세포는 우리가 생활하는 각자의 집이고, 혈액은 그 집에 공급되는 전기 · 물 · 택배 그리고 청소부입니다. 혈액은 우리의 몸속 곳곳에 필요한 영양소와 산소를 공급하고 대사되어 나온 노폐물과 이산화탄소를 받아서 심장으로 가져옵니다. 이런 일이 잘 돌아가야 인체는 건강할 수 있습니다.

그런데 몸속의 여러 가지 조건에 의해 혈압을 높여야 하는 상황에서 약을 통해 인위적으로 혈압을 낮추면 혈압을 높여서 해결하려던 상황이 더욱 악화될 수밖에 없습니다. 인위적으로 혈압을 낮추면 뇌출혈의 위험은 감소할지 모르지만 혈관이 막혀서 발생하는 협심증, 뇌경색, 치매 등의 위험은 더욱 증가합니다.

요즘 뇌출혈과 뇌경색 유병률을 비교해보면 뇌경색이 85%, 뇌출혈이 15%입니다. 뇌경색 유병률이 훨씬 높죠. 뇌출혈을 낮추기 위해 혈압약을 먹는 것이 과연 옳은지 고민해볼 필요가 있습니다.

이뿐만 아니라 혈압을 낮춤으로 인해 혈액순환 장애가 말초로 갈수록 심각해집니다. 이런 환자들은 종종 손발이 차다고 호소하곤 합니다. 제 환자 중에 추위를 유독 많이 타는 분이 있었는데, 얼마나 심한지 집 안에서도 침대 위에 텐트를 치고 잘 정도였습니다. 저는 이분께 산화 스트레스를 줄이고, 가능의학적 킬레이션 치료를 통해 혈관을 청소하고, 몇 가지 운동법을 조언했을 뿐인데, 놀랍게도 지금은 집에서 반팔로 지낸다고 합니다.

연령별 혈압에 대한 올바른 이해

혈압은 나이도 고려해야 합니다. 20대와 60대의 혈관 상태가 같을 수는 없습니다. 혈관 경화도 검사를 판독할 때는 20대와 60대의 혈관 경화도 정상치를 다르게 보는데, 고혈압을 진단할 때는 나이와 무관하게 모두 같은 혈압을 기준으로 삼습니다. 과거에는 나이에 90을 더한 혈압을 정상이라고 했던 적도 있습니다. 예컨대 60대는 150mmHg, 70대는 160mmHg가 정상이었습니다.

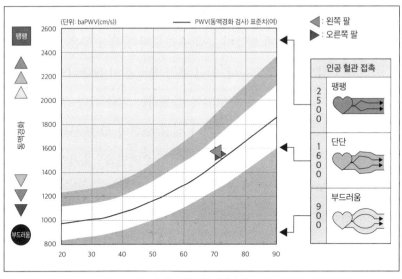

연령별 정상 동맥경화 수치

　관상동맥경화증으로 스텐트 수술을 세 차례나 받은 분이 저에게 치료를 받으러 왔습니다. 그분은 원래 다니던 병원에서 혈압약 두 종류와 함께 혈전 용해제 및 혈소판 응집 억제제 등의 약물을 처방받아 복용하고 있었습니다. 제가 기능의학적 혈관 청소와 함께 킬레이션 치료를 병행하자 얼마 후 혈관이 깨끗해지더니 혈압이 낮아지기 시작했습니다. 그런데 수축기 혈압이 110mmHg까지 떨어지면서 무기력하고 기운도 없어지는 등 여러 가지 증상이 발생했습니다. 그래서 환자분께 약을 끊으라고 권했습니다. 처음에는 두려워

했지만, 약을 조절해서 반으로 줄이니 혈압이 130~140mmHg까지 올라왔습니다. 그렇게 혈압이 조금 올라오자 앞서 고통을 호소하던 불편한 증상도 사라졌습니다. 이런 예는 수도 없이 많습니다.

사실 환자라면, 대부분 처방받아 복용하는 약을 끊는 것에 두려움이 있습니다. 더욱이 뇌경색이나 심장 질환이 있는 분들은 자신이 경험한 질병 트라우마 때문에 약을 끊으려면 큰 용기가 필요합니다. 그런 이유로 저는 환자분이 자신 있게 약을 끊을 수 있도록 치료와 병행해 왜 약을 끊어야 하는지 인내심을 갖고 설명해줍니다. 환자분의 두려움을 확신으로 바꾸기까지는 오랜 시간이 필요합니다. 혈압약으로 인한 부작용이 발생할 경우에는 오히려 약을 줄일 수 있는 좋은 기회입니다.

나이가 많을수록 혈관 노화로 인해 혈액순환이 잘 되지 않아서 혈압이 오를 수밖에 없는데, 병원에서는 혈압이 높으면 위험하다며 약을 처방합니다. 그러면 어르신들은 점점 기운이 없어지고 치매도 빨리 올 수 있습니다. 약을 먹어서 몸이 망가지고 다른 약을 추가로 복용해야 하는 악순환이 시작되는 것입니다.

저는 혈압이 200mmHg가 넘을 정도로 악성 고혈압이거나 신장 질환으로 사구체 여과율이 나빠서 신장 기능을 보호하기 위한 목적으로만 혈압약을 이용하고, 그 외에는 가급적 약을 권하지 않고 치료하려 노력하는 편입니다.

기능의학으로 많은 환자를 진료한 경험으로 볼 때, 항산화 치료와 혈관 청소를 하면 대부분 환자의 혈압이 정상으로 바뀝니다. 그래서 자연적으로 혈압약을 끊을 수밖에 없죠. 그렇지 않으면 저혈압으로 떨어지기 때문입니다. 혈압을 올리지 않아도 되는 몸을 만드는 것이 기능의학 고혈압 치료의 주된 목표입니다.

고혈압 진단 기준이 해마다 바뀌는 이유

이제 앞서 제가 드린 질문에 답할 수 있을까요? 다시 한번 묻겠습니다. 왜 고혈압 진단 기준이 해마다 낮아져 지금은 130/80mmHg만 넘어도 고혈압으로 진단하는 상황이 되었을까요?

해마다 유수한 의학 잡지를 통해 혈압이 높으면 얼마나 위험한지, 그리고 혈압약을 먹었을 때 혈압 조절 효과가 얼마나 좋은지에 대한 연구 논문이 쏟아져 나옵니다. 의사는 이런 논문에 의지해 의학적 지식을 얻고요. 어찌 보면 연구 논문의 노예가 되는 것 같습니다. 저 역시 제가 모르는 지식과 필요한 정보를 얻으려 할 때 논문부터 찾으니까요. 사실 이런 종류의 연구는 막대한 자금이 필요합니다. 과연 이런 연구 자금은 어디서 나올까요? 앞서 언급했듯 많은 논문이 제약사의 연구 후원을 받습니다. 그리고 고혈압 치료 대상자가 늘어날수록 혈압약 판매 매출은 늘어나겠죠.

화이자(주)에서 출시한 혈압약 노바스크Norvasc(암로디핀베실산염)

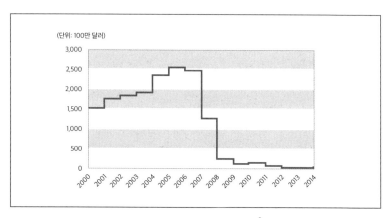

(단위: 100만 달러)

노바스크의 미국 내 연도별 매출액 *

의 미국 내 매출액은 약물 특허권이 풀리기 전년도인 2007년까지 연간 25억 달러, 한화로 계산하면 약 3조 3,475억 원에 달했습니다. 미국에서만 이 정도이니 세계적으로는 매출이 천문학적인 수준이 겠죠. 도표를 보면 2007~2008년에 매출이 급감한 것을 볼 수 있습 니다. 이는 의사가 약물 처방을 하지 않아서가 아니라 특허권 만료 로 다른 제약사들이 카피 약을 저렴하게 생산해 판매했기 때문입 니다.

• https://www.drugpatentwatch.com/p/drug-sales/drugname/index. php?query=NORVASC

고혈압 환자를 위한 기능의학 건강 상식

우리는 원하면 언제든지 혈압을 측정할 수 있습니다. 마트에 가도 혈압계가 있고, 은행에 가도 혈압계가 있죠. 일부 사람들은 참 편리한 세상이라고 좋아할지 모르지만, 만일 고혈압 가이드라인이 잘못되어 있다면 우리는 필요 없는 약을 복용하도록 권유받을지도 모릅니다. 약은 특수한 상황에서 필요에 따라 사용되어야 합니다. 모든 사람에게 보편화시켜서 일괄적으로 적용하는 것은 오히려 해가 될 수 있습니다.

다음은 혈압 조절 시 꼭 알아야 할 기능의학 상식입니다.

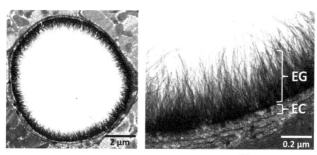

전자현미경으로 본 혈관 내벽의 당칼릭스(EG) **

** Roel Haeren, et al., "Assessment and Imaging of the Cerebrovascular Glycocalyx", *Curr Neurovasc Res*, 2016.

혈당 설탕물을 손에 찍어 만져보면 끈적이는 것을 알 수 있습니다. 이렇듯 혈액 속에 당이 많으면 피가 끈적해지기 때문에 혈액순환에 방해가 됩니다. 그래서 나이가 들수록 단 음식의 섭취를 주의해야 합니다. 심장 스텐트를 한 환자분이 자신은 과일을 너무 좋아해서 밥보다 더 많이 먹는다고 자랑하는 걸 본 적이 있습니다. 과일에는 과당이 많이 들어 있기 때문에 과도하게 먹으면 좋지 않습니다. 그뿐만 아니라 혈당은 당칼릭스glycocalyx를 손상시켜 혈관 내벽의 보호막 기능을 상실하게 만듭니다.

활성산소종 손상 후 재생 과정에서 혈관 벽이 두꺼워지고 탄력을 잃으면 혈압이 높아질 수밖에 없습니다. 혈관을 공격해 손상을 일으키는 주범은 바로 활성산소입니다. 범인을 찾았으니 활성산소를 줄이는 것이 고혈압 치료의 열쇠일 것입니다. 대부분의 기능의학적 치료는 이런 활성산소를 줄이는 데 집중합니다. 따라서 혈관 손상을 최소화함으로써 혈압이 높아지지 않게끔 도와줍니다.

호모시스테인 혈관 내벽에 손상을 일으키는 또 다른 범인인 호모시스테인입니다. 이는 병원에서 간단한 검사를 통해 확인할 수 있는데, 저도 기능의학을 알기 전에는 만성피로 때문에 점심시간에 잠시 눈을 붙이지 않으면 오후 진료가 힘겨운 적이 있었습니다. 당시 저의 혈중 호모시스테인homocysteine 레벨은 25μmol/L으로 기억합니다. 호모시스테인을 10μmol/L까지 낮추자 만성피로가 사라졌습니다. 나중에 기능의학을 공부하고 나서야 알았는데, 제 아버님이 지주막하출혈로 돌아가신 이유와 제 호모시스테인 수치가 높았던 것은 호모시스테인을 대사하는 유전자에 변이가 있었기 때문입니다. 혹시 집안 내력으로 고혈압이 있거나 혈관 질환 때문에 약물을 복용하는 분이 있다면 어서 빨리 기능의학 병원을 방문해 정확한 원인을 찾고 올바른 치료를 통해 건강한 혈관을 유지하길 권합니다.

운동 심장의 수축하는 힘만으로 혈액을 몸 전체에 순환시키기는 어렵습니다. 근육은 심장의 일을 돕는 가장 큰 조력자입니다. 근육은 수축과 이완을 통해 혈액이 잘 돌 수 있도록 도와줍니다. 그래서 운동은 혈압을 낮추는 효과가 있습니다. 반대로 저혈압 환자의 경우 정상 혈압을 유지하도록 돕습니다.

콜레스테롤은 동맥경화 위험 인자가 아니다!

──── 고지혈증

과학이란 '사물의 현상에 관한 보편적 원리 및 법칙을 알아내고 해명하는 것을 목적으로 사유하는 지식 체계'를 말합니다. 이런 지식 체계는 언제든 바뀔 수 있습니다. 지금은 아인슈타인의 상대성 이론이 맞지만 훗날에는 틀렸다고 할 때가 올지도 모릅니다. 그러나 우리가 어려서부터 학교에서 배운 과학은 다릅니다. 시험을 통해 '맞다' '틀리다'로 정의하면서 무의식적으로 마치 과학은 당연히 진리이며 참이라고 생각하게 만들었죠.

여러분이 생각하는 과학은 결코 절대적 진리를 말하지 않습니다. 언제든 상황에 따라서 어제의 참이 오늘은 거짓이 되기도 합니다. 제가 의과대학에서 공부할 때만 해도 콜레스테롤은 동맥경화증의 위험 인자로 여겼습니다. 그러나 2015년 미국심혈관학회에서 콜레스테롤은 동맥경화증의 위험 인자가 아니라고 공식 발표했습니다. 그럼에도 불구하고 아직도 많은 의사가 혈액검사에서 콜레스테롤이 높을 경우 동맥경화증을 걱정해 고지혈증 치료제를 처방하고 있습니다.

앞서 설명한 고혈압과 고지혈증은 마치 햄버거 가게에서 파는 세트 메뉴하고 비슷합니다. 보통 혈압이 높은 사람의 혈액검사 소견은 콜레스테롤도 높기 때문에 혈압약을 처방할 때 고지혈증약도 같이 처방하는 것이 자연스러워 보입니다.

그런데 조금만 생각해보면 혈압이 높다는 것은 혈관에 어떤 변화가 발생한 것이고, 그 변화를 해결하기 위한 방어 기전으로 콜레스테롤이 높아질 수밖에 없습니다. 혈압을 올려야 혈액순환이 잘되기 때문에 몸에서 자연스럽게 혈압을 높이는 것처럼, 콜레스테롤 역시 인체에 필요한 콜레스테롤 요구량을 계산해서 간으로 신호를 보냅니다. 신호를 받은 간은 몸에서 요구하는 만큼 콜레스테롤을 만들어 공급하고요.

사실 혈액검사를 했을 때 측정되는 콜레스테롤의 80% 이상은 먹어서 생긴 게 아니라 간에서 직접 만든 것입니다. 그런데 병원에서는 콜레스테롤이 높아질 수밖에 없는 이유를 찾아서 치료하기보다 그냥 혈액검사상 산술적으로 측정된 콜레스테롤을 낮추기 위한 약을 처방합니다. 고지혈증은 원인이 아닌 결과이기 때문에 고지혈증

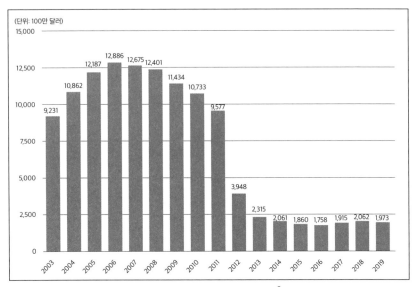

(단위: 100만 달러)

화이자 리피토의 전 세계 연도별 수익액

약은 원인 치료제가 아닌 증상 치료제에 가깝습니다.

한때 선풍적 인기를 끌었던 리피토라는 고지혈증 치료제는 2006년도에만 세계적으로 약 130억 달러의 수익을 올렸습니다. 한화로 약 17조 4,000억 원입니다. 특허권이 만료된 이후 수익이 급감하긴 했지만, 학계에서 수많은 스타틴계 약물의 부작용을 보고하고 있는

• www.statista.com/statistics/254341/pfizers-worldwide-viagra-revenues-since-2003/

지금도 2조 원 넘는 매출을 올리고 있는 베스트셀러죠. 게다가 해마다 새로운 스타틴계 약물이 시중에 나오고 있습니다. 그중에는 부작용 때문에 판매 중단된 제품도 있습니다.

제약사는 공익사업을 하는 곳이 아니기 때문에 영리 목적으로 제품을 파는 것에 대해 뭐라 할 수는 없습니다. 문제는 의학 지식이 부족한 일반인에게 의사의 말 한마디는 약물 선택에서 중요한 역할을 하고, 그런 의사는 의료 지식을 의학 논문에서 얻는다는 겁니다. 수십조 원이 넘는 수익 구조를 만들어내는 상품의 판매를 위한 수백억 원대의 마케팅은 어찌 보면 당연한 것입니다. 그렇게 제약사의 막대한 후원을 받아 해마다 고지혈증 치료제 관련 연구 논문이 쏟아져 나옵니다. 이미 우리는 정보가 기울어진 운동장에서 시합을 하고 있는 셈입니다.

콜레스테롤, 어떻게 치료할 것인가

기능의학에서는 콜레스테롤이 높은 환자를 어떤 방식으로 치료하는지 살펴보도록 하겠습니다.

발병 원인 찾기 앞서 언급했듯 콜레스테롤은 인체에 필요한 기본 원료입니다. 호르몬을 만드는 데 쓰이고 지방산 대사를 통한 에너지 공급원으로도 쓰이죠. 손상된 세포를 재생하는 원료로 사용되기도 하고요. 그중에서 가장 많은 부분을 차지하는 것이 세포 손상 복구를 위한 원료입니다. 지금까지의 제 경험으로 볼 때 혈관 내벽 세포와 장 점막 세포 손상의 회복을 돕는 원료 공급에 치료의 방점이 찍히는 것 같습니다. 결국 혈관을 건강하게 하고 장 점막의 손상을 일으키는 주요 원인을 해결하는 것이 콜레스테롤 혈중 레벨을 낮추는 방법인 것입니다. 혈관과 장을 건강하게 관리하기 위해서는 오랜 시간이 걸리므로 콜레스테롤을 정상화하기까지 많은 인내가 필요합니다.

영양소 보충하기   베르베린, 나이아신(비타민B3), 오메가3 등의 영양제는 혈중 콜레스테롤을 낮추는 효과가 있습니다.

… 베르베린: 급성 염증의 바이오마커인 C-반응단백 CRP, C-reactive protein 을 낮추고, 혈중 콜레스테롤을 떨어뜨립니다. 이외에 인슐린 저항성을 회복하고, 간에서 포도당 신생을 억제해 혈당 조절에 도움을 주며, 장관 속 유해균의 증식을 억제하는 효과까지 있어 고지혈증 환자의 원인 치료에 가장 유용하게 쓰이는 영양소 중 하나입니다. 주의 사항이 있다면 위장 장애와 변비를 유발할 수 있어 위장이 불편한 분들은 복용 시 유의해야 합니다. 또 당뇨약과 함께 먹을 경우 저혈당 증상이 발생할 수도 있으니 의사와 상의해 복용하기 바랍니다.

… 나이아신: 몸에 좋은 HDL콜레스테롤을 30% 높이고 중성지방과 LDL콜레스테롤은 25% 낮춘다는 보고가 있습니다.° 기본 추천 용량은 250mg 하루 2회 복용이며, 추가로 증량할 경우에는 부작용으로 홍조와 복통, 설사를 유발할 수 있습니다.

··· 오메가3: 간에서 콜레스테롤 생산이 증가해 발생한 고지혈증의 치료에 몸에 좋은 지방산을 넣어 필요한 곳에 공급함으로써 간으로 하여금 더 이상 콜레스테롤을 만들 필요가 없게 만드는 데 있습니다. 일종의 이열치열 개념이라고 보면 됩니다.

• www.mayoclinic.org/diseases-conditions/high-blood-cholesterol/in-depth/niacin/art-20046208

비만보다 위험한
POPs 노출 빈도
——— 당뇨병

고혈압 진단 기준이 낮아지면서 고혈압 환자 유병률이 올라간 것과 달리, 당뇨병의 진단 기준은 크게 변한 게 없습니다. 그럼에도 불구하고 해마다 당뇨병 유병률이 증가하는 이유는 무엇일까요?

과거의 삶과는 다른 변화가 생겨서 당뇨병 발병에 영향을 미치고 있다는 것인데, 여러 원인 중 하나로 대부분 비만을 꼽습니다. TV 프로그램에서 비만 관련 이야기를 할 때마다 나오는 질병 중에 당뇨가 빠지지 않습니다. 국가마다 다르겠지만 우리나라만 놓고 보면, 60년 전에 비해 먹는 것이 풍족해졌습니다. 냉장고에 먹을 것이 넘쳐나 오늘은 무엇을 먹을지 고민하는 시대를 살고 있죠.

매일 음식을 통해 섭취하는 칼로리보다 생활하면서 소비하는 칼로리가 적다 보니 남은 칼로리가 지방으로 축적되어 생기는 비만

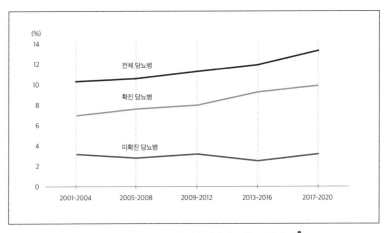

(%)
14
12   전체 당뇨병
10
8   확진 당뇨병
6
4   미확진 당뇨병
2
0
2001-2004   2005-2008   2009-2012   2013-2016   2017-2020

2001~2020년 미국 18세 이상 성인 당뇨병 유병률 추이 *

인구도 점점 늘어나고 있습니다. 비만 인구 증가와 당뇨병 환자 증가가 비슷한 시기에 맞물리면서, 자연스레 당뇨병의 위험 인자로 비만을 생각하게 된 것이죠. 단순하게 생각하면 필요 이상으로 많이 먹고, 먹은 칼로리를 다 쓰지 못하니 당뇨가 오는 건 당연하다고 볼 수 있습니다. 그리 틀린 생각은 아닌 것 같습니다.

그런데 이것만으로는 설명이 되지 않는 경우도 있습니다. 다음 도표에서처럼 단순히 체질량 지수BMI가 높은 사람들에게서 당뇨병

• https://archive.cdc.gov/www_cdc_gov/diabetes/library/reports/reportcard/ national-state-diabetes-trends.html

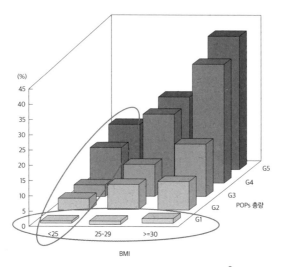

(%)
45
40
35
30
25
20
15
10
5
0

G5
G4
G3
G2
G1

POPs 총량

<25   25-29   >=30

BMI

당뇨병 유병 위험에서 비만과 POPs의 상호작용 •

이 발생하는 게 아니라, 잔류성 유기화학 오염 물질POPs 노출 여부에 따라 당뇨병 발생이 악화된다는 연구 발표가 나왔기 때문입니다. 이 연구에서는 BMI가 높아도 POPs에 노출되지 않으면 당뇨병 유병률이 낮고, 아무리 BMI가 낮아도 POPs에 노출된 사람들에게는 당뇨병 유병률이 높게 나타났습니다.

태평양에 있는 작은 섬나라 나우루공화국은 국토의 90%가 인산염 퇴적물로 이뤄져 있어 농작물의 경작이 불가능합니다. 그래서

• Lee DH, et al. *Diabetes Care*, 2006, 29, 1638-44.

대부분의 식재료를 수입품, 즉 설탕과 POPs가 포함된 가공식품에 의존하죠. 그렇다 보니 전 국민의 71%가 비만이고, 31%가 당뇨병에 걸려 있다고 합니다.

국가별 당뇨병 발생률 통계에 따르면 파키스탄이 30.8%로 세계 1위를 차지하고 있습니다. 그런데 파키스탄의 비만 인구는 23%에 불과합니다. 미국은 2023년 통계청 발표에 따르면 전 국민의 41.9%가 비만이지만 당뇨병 유병률은 11.6%인 것으로 나타났습니다.** 미국에 비해 비만 인구가 훨씬 적음에도 불구하고 파키스탄에 당뇨병 환자가 더 많은 이유는, 그 원인이 따로 있다는 얘깁니다.

POPs는 인체에 들어오면 기본적으로 췌장의 베타 세포 기능 장애를 유발하고, 인체 여러 조직에는 인슐린 저항성을 일으킵니다. 최근 들어 마른 당뇨병 환자가 늘어나고 있는 이유입니다. 비만이 당뇨병에 영향을 미치는 건 분명하지만 그보다 더 큰 원인을 우리가 간과하고 있는 것은 아닌지 되돌아봐야 할 때인 것 같습니다.

당뇨병 환자를 위한 최소한의 매뉴얼

다음은 당뇨병 환자에게 추천하는 기능의학적 건강 관리법입니다.

** https://www.visualcapitalist.com/cp/diabetes-rates-by-country/

식단 관리 가장 기본적인 일은 정제 탄수화물 섭취를 줄이는 것입니다. 쌀의 경우, 백미는 정제 탄수화물이고 현미는 복합 탄수화물입니다. 보통 가루를 내서 먹는 밀은 대표적인 정제 탄수화물에 해당합니다. 또 설탕, 고과당 옥수수 시럽 같은 단 음식의 섭취도 줄여야 합니다. 당뇨병 환자는 과당이 많이 들어 있는 과일도 주의해야 합니다. 저는 포도의 경우 한 손으로 잡았을 때 손가락이 다 오므려질 정도의 양만 하루 섭취량으로 권장합니다. 사과는 반쪽이 적당한데, 그러려면 탄수화물의 양을 줄여야 합니다. 하루에 여러 가지 과일을 먹는 것도 피해야 합니다. 오늘 포도를 먹었다면 사과는 다음 날 먹어야 합니다.

POPs 관리 농약(제초제, 살충제)이 함유된 식재료는 절대적으로 금해야 합니다. 아무리 좋은 식재료일지라도 당뇨 조절에 악화 인자로 작용하기 때문입니다.

식사 방법 식사할 때는 밥보다 반찬을 먼저 먹으세요. 위장의 4분의 1 정도를 반찬으로 채운 다음 밥을 먹으면 평소 먹는 밥의 양을 한 숟갈가량 줄일 수 있습니다.

식사 시간 같은 음식을 15분 만에 먹는 것과 30분 동안 먹는 것은 혈당 상승에 큰 차이가 있습니다. 빨리 먹을수록 혈당은 빨리 올라갑니다. 가급적 꼭꼭 씹어서 천천히 먹도록 하세요.

운동 식전 운동이 좋은지 식후 운동이 좋은지에 대해서는 학자마다 의견이 갈리는 듯합니다. 식전 운동보다는 식후 운동이 식후 혈당 조절에 더 도움을 주지만 큰 차이는 없다고 봅니다. 식후 올라간 혈액 속 당분을 운동을 통해 빨리 사용하겠다면 식후 운동이 더 좋겠죠. 식전에 운동을 하게 되면 근육 속 글리코겐을 분해해서 에너지로 사용합니다. 그러면 글리코겐의 빈자리를 식후에 올라간 혈당을 저장하는 공간으로 이용할 수 있습니다. 결론적으로 말씀드리면 언제 운동을 하든 하지 않는 것보다는 하는 게 낫다는 것입니다. 단, 인슐린 주사를 맞는 분들은 공복 운동이 자칫 저혈당을 초래할 수 있으니 주의해야 합니다.

영양제 인슐린 저항성을 낮추는 데 도움을 주는 영양소는 크롬이며, 베르베린도 당뇨약 못지않은 혈당 강하에 효과가 있습니다.

너무 잘 먹어서
아픈 현대인들
———— 에너지 대사

"아침밥이 보약이다." 제가 어려서 어머니께 종종 듣던 말인데, 과거 보릿고개를 경험한 어른들에게는 거의 진리처럼 여겨지는 명제입니다. 힘든 하루를 시작해야 하는 사람들에게 아침을 든든하게 먹는 것이 얼마나 중요한지 강조하는 말이죠. 특히 학생들의 경우 밥을 먹고 학교에 가야 뇌에 충분한 에너지가 공급되어 공부를 잘할 수 있다고 생각합니다. 두뇌가 주로 사용하는 에너지원이 당glucose이기 때문이죠. 틀린 말은 아닌데, 지금은 과거와 달리 생활환경이 바뀌고 식문화도 변화했습니다.

우리 몸에선 기본적으로 혈액 속 당을 유지하기 위해 여러 가지 기전이 작동합니다. 근육과 간에는 당을 저장하는 창고가 있죠. 당은 글리코겐glycogen의 형태로 저장되어 있다가 필요에 따라 쓰입니다. 70kg 체중의 성인을 기준으로 간은 대략 100g, 근육은 400g 정도의 글리코겐을 저장합니다. 혈당이 떨어지면 저장하고 있는 이 글리코겐을 분해해서 당의 형태로 혈액 속으로 배출하죠.

당뇨병 환자들에게 식후 운동을 적극 권하는 주된 이유는 바로 저장고 역할을 하는 근육에 글리코겐이 들어갈 공간을 확보하기 위함입니다. 혈액 속의 당을 근육에 글리코겐 형태로 저장하는 기능을 하는 호르몬이 인슐린입니다. 운동은 인슐린 감수성을 증가시키죠. 그 때문에 평소 운동을 꾸준히 하는 사람은 당뇨 발생 확률이 떨어집니다. 당질 대사가 정상적으로 돌아가거든요. 당뇨병을 앓는 분들은 대체로 평소 운동을 즐기지 않고, 식사 시 잘 씹지 않고 삼키거나 빨리 먹는 습관을 가지고 있습니다.

대사 과정이 정상적인 사람은 아침을 먹지 않아도 간에서 글리코겐 분해를 통해 필요한 당을 공급할 수 있습니다. 이러한 분해는 전체 대사 과정에서 볼 때 매우 중요합니다. 보통은 저장해놓은 에너지원을 필요에 따라 사용할 수 있어야 하는데, 현대인의 몸은 분해해서 쓰는 것보다 저장하는 데 더 익숙합니다. 전 세계적으로 하루 세끼를 모두 먹는 사람이 많지 않지만, 우리나라의 경우는 없어서 못 먹는 사람보다 먹을 게 넘쳐서 무엇을 먹을지 고민하는 사람이 훨씬 많죠. 심지어 배고프지 않아도 끼니때만 되면 뭐든 찾아서 먹는 게 습관이 되었습니다. 그렇다 보니 하루 동안 활동하며 소비하는 칼로리보다 체내에 저장하는 칼로리가 더 많은 것이죠. 근육과 간에는 공간이 부족한 탓에 지방으로 전환되어 몸에 저장될 수밖에 없습니다. 그렇게 점점 우리의 몸은 과체중으로 바뀌어갑니다. 과거에 비해 비만, 과체중 인구가 증가하는 이유이기도 하죠.

아플 때 잘 먹어야 한다는 착각

음식 섭취를 단순히 당 대사 관점에서만 생각해서는 안 됩니다. 면역학적으로 생각해보면, 필요 이상의 칼로리 섭취는 면역을 악화시키는 역할을 합니다. 우리가 기본적인 면역세포로 알고 있는 백혈구는 비타민C를 섭취했을 때에는 그 기능이 10배 이상 증가할 수 있지만, 포도당을 섭취하면 오히려 감소합니다.

그래서 감기 같은 질병에 걸리면 우리 몸은 스스로 입맛을 떨어뜨려 먹지 않으려 합니다. 이는 몸속 면역 시스템을 활성화하기 위한 자연적인 생체 반응입니다. 그런데 어른들은 아프면 잘 먹어야 빨리 낫는다며 뭔가를 자꾸 챙겨주죠. 과거 영양 결핍이 만연했던 시대에 형성된 잘못된 생각입니다.

몸이 아플 때는 충분한 수분과 비타민을 섭취하면서 스스로 배고픔을 느껴 먹고 싶을 때까지 굶는 게 오히려 좋습니다. 그래야 자가포식 기능도 활성화됩니다. 자신의 몸을 분해해서 에너지원으로 사용하는 것이 중요한 이유는 이렇습니다. 노화된 세포나 병든 세포를 고쳐서 사용하기보다 분해해서 사멸시키고(자가 포식) 건강한 세포를 새로 만드는 게 더 효율적이고 건강에 유익하기 때문입니다.

자가 포식 기능을 향상시키기 위해서는 단식이 필요합니다. 보통 저녁을 7시에 먹는다고 가정할 때 다음 날 오후 1시까지 금식을 하면 총 18시간 단식을 하는 셈이죠. 이 시간 동안 우리 몸속에서는 불필요한 세포를 청소하고 건강한 세포를 새로 만드는 작업이 일어납니다. "소식이 장수의 비결이다"라는 말은 과거부터 지금까지 불변의 진리라고 할 수 있습니다.

이에 더해 시대가 바뀌면서 여러 면에서 생각할 게 많아졌습니다. 지금의 토양엔 필수 미네랄이 과거보다 훨씬 적습니다. 그 때문에 거기서 수확한 밥 한 공기에 들어 있는 비타민과 미네랄이 100년 전에 비해 10분의 1 정도에 불과합니다. 영양소가 부족해지는 것과는 반대로 농약, 살충제 등의 남용으로 오염 물질 노출 위험은 늘었지요. 점점 오염되지 않은 식재료를 찾는 게 힘들어지고 있습니다.

건강한 노후를 맞이하고 싶다면 적게 먹고, 간헐적 단식을 하고, 오염되지 않은 식재료를 구하려는 노력을 게을리 하지 말아야 합니다.

매일 운동과 격일 운동,
무엇이 더 좋을까

───── 산화 스트레스

'건강'을 이야기할 때 운동은 빠지지 않는 주제입니다. 운동이 건강에 도움이 된다는 사실은 모두가 알죠. 그럼 얼마나 어떻게 하는 게 좋을까요? 이에 대해서는 이견이 많습니다. 사람마다 각자 처한 환경이 다르기 때문입니다. 근육량이 많은 운동선수와 질병으로부터 회복해야 하는 환자의 운동법이 같을 수는 없겠죠. 여기서는 건강한 보통 성인들의 운동을 기준으로 이야기하겠습니다.

2019년 연세대학교 보건대학원에서 건강검진을 받은 25만 7,000여 명을 대상으로 13년간 추적 관찰하며 일주일에 땀을 흘린 운동 횟수와 질병 예방 효과에 대한 연구를 실시했습니다. 연구 결과, 중등도 강도의 운동을 매일 한 사람보다 격일로 운동한 사람이 당뇨, 심근경색, 뇌졸중 등의 질병 예방 효과가 더 좋았습니다. 이 결과만 보

	매일	주 3~4회
땀 내는 운동	☑☑☑☑☑☑☑	☐☑☐☑☐☑☐
고혈압	5%	14%
당뇨병	X	13%
심근경색	X	21%
뇌졸중	X	20%

매일 운동과 주 3~4회 운동의 질병 예방 효과 비교

면 매일 운동보다 격일 운동이 더 효과적인 것이죠.

그런데 여기서 간과된 사실이 하나 있습니다. 바로 운동이 어떤 기전으로 우리의 건강에 좋은 영향을 미치는지 먼저 생각해봐야 한다는 겁니다. 간단하게 설명하면, 운동도 일종의 '산화 스트레스'입니다. 인체에 주는 인위적 산화 스트레스인 것이죠. 자연 허브에 들어 있는 독성 성분인 다양한 식물 화학물질, 곧 파이토케미컬이 인체에 좋은 영향을 미치는 기전과 비슷합니다. 체내에 파이토케미컬을 해독하기 위한 프로그램이 돌아가게끔 해서 DNA 손상과 암의 발병을 예방하는 효과가 있는 것처럼, 운동도 인위적 산화 스트레스를 주어 항산화 시스템을 가동 되게 만듦으로써 건강을 유지하는 것입니다.

그렇다면 왜 매일 운동이 격일 운동보다 결과가 좋지 않았을까요? 지속적으로 산화 스트레스를 주기만 하고 회복할 시간을 주지 않았기 때문입니다. 잘 회복하지 않으면 몸은 오히려 망가집니다. 예를 들어, 우리가 지속적인 스트레스를 받기만 하고 풀지 못하면 결국 질병에 걸리는 것과 같은 이치입니다.

개인별로 항산화력이 다르기 때문에 운동 강도 역시 개인별로 달라야 하며, 외부에서 넣어주는 항산화제 또한 개인마다 달라야 합니다. 몸에 좋다고 너무 많은 양의 항산화제를 지속적으로 복용하면 산화 스트레스에 준하는 환원 스트레스가 발생합니다. 물론 우리의 몸에서 점차적으로 균형을 맞추기 위한 변화가 일어나겠지만요.

현대인은 환경적으로 산화 스트레스 과잉 상태가 흔할 수밖에 없습니다. 병원을 찾아와 기능의학 검사를 하는 분들의 결과만 보더라도 그렇습니다. 환원 스트레스인 경우는 거의 찾아보기 힘들고, 산화 스트레스 과잉 상태가 훨씬 많습니다. 이런 경우 당장에는 항산화제를 투여해 밸런스를 맞출 수 있으나 여기에도 한계가 있습니다. 과도한 산화-환원 균형 상태에서 임계치 이상의 산화 스트레스가 추가로 주어지면 산화-환원 균형이 무너지겠죠.

따라서 운동으로 발생한 산화 스트레스를 해결할 수 있는 항산화 시스템의 보충이 필요한데, 인체 내부에서 만들어내는 항산화 시스템으로는 부족합니다. 결국 부족한 항산화 시스템을 보완하기 위해 외부에서 항산화제를 투여해야만 합니다. 평소 하지 않던 운동을 시작한 사람은 꾸준히 운동한 사람에 비해 몸속 항산화 시스템의 작동이 잘 이루어지지 않기 때문에 매우 위험합니다. 그래서 운동할 때에는 우리의 몸의 산화-환원 균형이 잘 작동할 수 있도록 운동 강도를 잘 조절해야 합니다.

매일 하는 운동으로는 7,000~8,000보 정도를 걷는 게 좋습니다. 여기에 격일로 근력 운동을 포함하면 더 좋고요. 그리고 몸이 점차 적응하면 운동 강도를 조절해서 증량합니다. 아울러 평소 항산화제를 꼭 복용하길 추천합니다. 가장 기본적인 항산화제가 바로 비타민C입니다. 저의 경우에 모든 환자에게 하루 최소 6,000mg의 비타민C 섭취를 적극 권하고 있습니다.

비타민C가 훌륭한 항산화제인 건 맞지만 그것만으로 인체의 모든 산화 스트레스를 감당할 수는 없습니다. 산화된 비타민C를 재활용하는 작업도 필요하기 때문에 비타민C를 보완할 수 있는 기타 항산화제의 섭취 역시 매우 중요합니다. 저는 주로 항산화제가 복합되어 있는 제품을 복용합니다. 일일이 찾아서 복용하기에는 너무 많은 걸 먹어야 하기 때문에 한 알에 알파리포산, 퀘르세틴, 레스베라트롤, 아르기닌 등이 모두 들어 있는 영양제로 비타민C가 해결하지 못하는 활성산소를 처리합니다.

노후를 보장하는
가장 확실한 보험
———— 근육

인간의 체중에서 단일 기관으로 가장 많은 부분을 차지하는 것이 근육입니다. 체중의 약 40%인 근육은 몸속 단백질의 50~75%를 함유하고 있습니다. 나이가 들면 근육량이 줄어들고 몸속 단백질 공급원도 감소합니다. 음식을 통해 섭취하는 단백질의 공급이 부족해지면, 몸속 단백질이 풍부한 근육을 분해해 사용할 수밖에 없습니다. 그렇기 때문에 적절한 단백질 섭취, 그리고 적절한 근육량 유지는 건강에 아주 중요합니다.

서울아산병원 노년내과 정희원 교수가 매스컴에 나와서 한 말이 화제입니다. '인체의 건강을 유지하는 데 필요한 근육의 가치를 평가하면 대략 1kg당 1,300만~1,600만 원'이라는 것입니다. 노화로 근력이 약해지면서 발생하는 질병을 치료하는 데 드는 부대 비용까지 모두 계산한 것이라고 합니다.

근육이 담당하는 5가지 주요 기능

그렇다면 근육은 어떤 중요한 기능을 하기에 우리의 건강과 밀접한 관련이 있는 걸까요?

첫째, 에너지 저장고 역할을 합니다. 우리가 섭취하는 음식 속 기본 영양소 중엔 당이 있습니다. 혈액 속 당이 올라가고, 당이 혈관에 오래 머물면, 우리가 알고 있는 당뇨병, 심혈관 질환, 치매 등으로 진행될 가능성이 있기 때문에 이렇게 자연적으로 올라가는 혈당을 잡기 위해서는 저장고가 필요합니다.

인체에서 당을 저장하는 공간은 간과 근육인데, 단순 당의 형태가 아닌 다분지 다당류, 즉 글리코겐 형태로 당을 저장합니다.[*] 한 개의 글리코겐에는 약 3만 개의 당이 붙어 있습니다. 간은 100~120g의 글리코겐을 저장할 수 있고, 근육의 저장량은 대략 400g 내외입니다. 저장고가 크면 클수록 글리코겐을 많이 저장할 수 있고, 혈당도 조절하기가 쉽겠죠.

당뇨병 환자에게 의사들이 운동을 권하는 이유는 섭취한 음식 속 당을 소비하고, 근육량을 키워 잉여 당을 저장하기 위함입니다. 그

---

* https://en.wikipedia.org/wiki/Glycogen

런데 근육량이 적으면 저장고가 작아져서 당이 금방 차고, 잉여 당을 조절하는 능력이 떨어지면서 혈당이 올라갑니다. 나이가 들수록 당뇨병 환자가 늘어나는 여러 이유 중 하나가 근육량 소실이라고 보면 됩니다.

둘째, 발열 기능을 담당합니다. 몸의 체온을 유지하는 것은 매우 중요합니다. 면역이 떨어진 사람의 기초체온을 측정해보면 36℃보다 낮은 경우가 많습니다. 이런 분들은 아무리 좋은 비타민과 영양제를 복용해도 효과를 보지 못합니다. 그렇기 때문에 기초체온이 낮은 사람은 무엇보다 체온을 올리려는 노력이 필요합니다.

기초체온은 아침에 이부자리에서 나오기 전 겨드랑이를 통해 측정하는 것이 가장 좋고, 전자 체온계보다는 수은 체온계를 이용하는 게 정확합니다. 주의 사항으로는 이부자리에 전기장판 같은 온열 기구가 없어야 합니다. 온돌같이 바닥이 뜨거운 곳에서는 정확한 기초체온을 측정할 수 없습니다.

우리 몸은 추위에 노출되면 덜덜 떨리는데, 이는 근육이 수축과 이완을 반복해서 열을 내기 위함입니다. 그리고 감기에 걸렸을 때 열이 발생하는 이유는 바이러스의 증식을 억제함과 동시에 몸의 기본적인 효소 활성도를 높이기 위함입니다. 근육은 혈액순환을 원활하게 하는 펌프 역할을 합니다. 혈액순환이 잘 되어야 심부의 혈액이 말초로 잘 흘러갈 수 있기 때문입니다.

나이가 들면서 근육량이 감소하는 것은 마치 몸에서 열을 만들어 내는 발전소가 줄어드는 것과 같습니다. 여기에 갑상선호르몬의 기능 저하까지 오게 되면 손발이 심하게 차가워질 수 있습니다. 비유하자면, 도시에 전력을 공급하는 발전소가 근육이고 그 발전소를 잘 운영하는 직원이 갑상선호르몬이라고 볼 수 있습니다. 나이가 들어 근육량, 즉 발전소가 줄고 그 발전소에서 일하는 일꾼, 즉 갑상선호르몬의 역할이 감소하면 전력 공급에 문제가 발생해 손과 발이 차가워지는 것입니다. 기능의학적으로는 일꾼을 늘리는 걸 도와줄 수 있지만 발전소를 세우는 일은 환자 스스로 해야 합니다. 그래서 저는 병원을 방문하는 모든 분께 기본적으로 운동을 강조하고, 주기적으로 체질량 지수를 측정합니다.

셋째, 골다공증을 예방합니다. 뼈는 태어나서 죽을 때까지 쉬지 않고 지속적으로 생성과 파괴를 반복합니다. 골다공증의 발생 기전은 단순하게 뼈를 만드는 기능이 떨어져도 생길 수 있고, 뼈를 파괴하는 기능이 증가해도 생길 수 있습니다. 어떤 쪽에 문제가 더 많을까요? 당연히 뼈를 만드는 쪽에 문제가 훨씬 많습니다.

그렇다면 근육은 골다공증에 어떤 역할을 할까요? 앉아서 공부만 하는 아이들보다 열심히 뛰어 노는 아이들의 성장이 더 빠른 이유를 생각해보세요. 뼈는 일정한 충격과 자극이 주어질 때 조골 기능이 활성화됩니다. 근육량이 줄어서 움직임이 둔해지면 질수록 뼈를 만드는 능력도 떨어집니다. 때문에 젊었을 때 열심히 운동해 근육량을 늘려놓아야 합니다. 저는 환자들에게 꾸준히 운동해서 근육량을 늘리는 것은 적금을 드는 일과 같다고 설명합니다. 늙어서 그 적금을 타 쓰려면 젊어서 열심히 운동해야 합니다.

넷째, 낙상 사고를 줄여줍니다. 고령자 사망 주요 원인 중 암과 혈관 질환(뇌졸중, 뇌출혈) 다음이 대퇴골절입니다. 근육이 약해질수록 낙상 사고 비율이 높아집니다. 골다공증이 진행된 상태에서의 낙상 사고는 자칫 골절로 이어지기 쉽습니다. 건강한 성인의 경우에는 아무 문제가 없는 낙상 사고도 고령자들의 경우에는 쉽게 골절상으로 이어집니다. 특히 대퇴골두 골절은 매우 심각한 후유증을 남깁니다. 거동이 어려워지면 1년 이내에 사망할 확률이 급격히 증가합니다.

낙상 사고의 주요 원인 중 하나가 바로 근육량 소실입니다. 근력이 약해져 대퇴사두근을 이용해 다리를 들어 올리기 힘들기 때문에 바닥에 튀어나온 요철에도 발이 걸려 넘어지기 십상입니다. 그래서 저는 근력이 떨어진 분들께 집에서라도 모래주머니를 차고 움직이라고 권합니다. 처음에는 1kg짜리 모래주머니를 양쪽 발목에 찬 상태에서 2주일 정도 생활하고, 그 무게에 적응되면 점차 증량해서 계속 근력을 키우는 겁니다. 그러다 보면 대퇴사두근의 힘이 좋아져서 모래주머니를 벗으면 발걸음이 가벼워 걷기도 편하고, 다리를 좀 더 높이 들어 올릴 수 있게 됩니다.

다섯째, 수면의 질을 높입니다. 수면은 낭비가 아니라 낮 동안 받은 산화 스트레스를 항산화 시스템으로 정화하고, 노폐물을 배설하고, 독소를 해독하는 중요한 시간입니다. 건강을 잃은 분들은 공통적으로 수면에 문제가 있습니다.

양질의 수면을 취하기 위해서는 충분한 양의 아데노신adenosine이 필요합니다. 아데노신이 뇌에 있는 수면 중추에 붙어 수면을 유도하죠. 그런데 아데노신과 유사한 분자 구조를 갖고 있는 것이 카페인입니다. 그래서 커피를 먹고 싶으면 가급적 낮 12시 이전에 마시길 권합니다. 수면 장애가 있다면 오후에는 카페인 음료를 피해야 합니다.

그럼 아데노신은 어떻게 만들어질까요? 낮 동안 활발하게 근육을 사용해 아데노신3인산ATP, adenosine triphosphate을 소비하면, 그 최종산물로 아데노신이 만들어집니다. 그리고 축적된 아데노신은 신경 활동을 늦춰 수면을 유도합니다. 즉, 낮에 활발하게 움직여야 저녁에 숙면을 취할 수 있다는 얘깁니다. 몸이 약해서 활동량이 적은 사람은 수면의 질이 나쁘고, 수면의 질이 나쁘면 해독이 잘 이루어지지 않아 몸이 더 약해지고, 그로 인해 활동량이 더 줄어드는 악순환이 일어납니다. 수면에 문제가 있는 사람은 무조건 밖으로 나가서 근육 쓰는 일을 해야 합니다. 그것이 좋은 수면을 취하는 첫걸음입니다.

당신이 골골대는
진짜 이유
———— 면역력

'immunity(면역)'의 어원은 라틴어 'immunis(면제)'에서 유래한 것입니다. 군 복무, 세금 납부 등의 의무로부터 '면제'를 뜻하죠. 현대에는 면역을 좀 더 포괄적인 의미로 사용합니다. 외부에서 침입한 이물질에 대한 염증 반응에도 쓰이고, 자아와 비자아를 구별할 때도 쓰입니다. 장기 이식을 받거나 자가면역질환을 앓고 있는 사람에게 병원에서 처방하는 대표적 약물이 면역억제제입니다. 이식받은 장기는 자신의 것이 아니라 타인의 것이기 때문에 장기간 약물을 복용해 면역을 억제해 자신의 면역으로 이식받은 장기를 공격하지 못하도록 하는 것입니다. 이렇듯 '면역이 좋다, 나쁘다'는 이런 기능이 균형 있게 잘 돌아가는지, 아닌지를 말합니다.

흔히들 면역이 강하면 좋다고 생각하는데, 그렇지 않습니다. 면역이 강해서 생기는 대표적인 병이 자가면역질환과 알레르기입니다. 그에 반해 면역이 약해서 생기는 문제는 감염과 암입니다. 이렇듯 면역은 건강과 직결된 중요한 기능을 하죠. 그럼 어떻게 해야 면역을 건강하게 유지할 수 있을까요?

최근 우리는 코로나19를 겪으면서 큰 경험을 했습니다. 집단면역의 중요성을 깨달았고, 수동면역과 능동면역의 큰 차이에 대해서도 알았습니다. 역사를 돌아보면 어느 시대에든 세계적으로 유행한 감염병이 있었습니다. 그럴 때마다 면역이 건강한 사람은 살아남고 그렇지 못한 사람은 죽음을 맞이했습니다. 특히 평소 건강을 자부하는 사람들 중 사이토카인 폭풍(외부에서 침투한 바이러스에 대항하기 위한 인체 내 면역계의 과도한 반응이 정상 세포까지 공격해서 일어나는 과잉 면역)에 희생당한 이들이 많았습니다. 결국 자신의 면역이 좋은지 나쁜지 미리 알 수는 없다는 뜻입니다.

백신의 역사가 짧지는 않지만 그럼에도 불구하고 여전히 백신 접종 때문에 생긴 면역학적 문제로 고생하는 사람이 많습니다. 특히 유행하는 감염병을 해결하기 위한 백신 연구를 짧은 기간에 완성하는 것은 힘들뿐더러 위험한 일입니다. 안정성을 확보하지 못한 채 급하게 불을 끄려다 보니 그로 인해 발생하는 문제를 백신을 접종받은 사람이 고스란히 떠안게 되었습니다. 백신 역시 우리 몸에 필요하지 않은 이물질이라고 보면 됩니다. 이물질이 몸에 들어왔을 때 그에 대한 면역반응이 어떻게 일어나는지에 따라서 백신 접종 후 괜찮을 수도 있고, 심각한 부작용을 경험할 수도 있습니다.

기능의학 병원을 찾는 면역 시스템 이상 환자들

제 병원을 방문하는 환자들의 질병을 분류해보면 크게 면역 저하로 인한 감염(코로나19, 독감, 감기, 피부염)과 암으로 내원하는 경우, 면역 과항진으로 인한 자가면역질환(백신 부작용, 류머티즘 관절염, 건선, 백반증, 쇼그렌증후군, 편평태선, 전신 홍반 루푸스, 궤양성대장염, 크론병, 사구체신염)과 알레르기(아토피, 비염, 천식)로 내원하는 경우로 나눌 수 있습니다.

단순하게 생각하면 면역이 떨어진 환자는 높여주고, 면역이 과항진된 환자는 낮춰주면 됩니다. 그런데 현대 의학에서는 어떻게 접근할까요? 대부분의 약물은 증상 치료를 목적으로 만들어집니다. 그렇다 보니 자가면역질환에 대해서는 특별히 해줄 게 없습니다. 바이러스 감염에 대해서는 더욱더 취약하고요. 항생제는 세균에 효과가 있지만 바이러스를 치료할 수는 없습니다.

그래서 감염에 의한 염증 반응을 줄이기 위해 스테로이드, 소염제를 사용합니다. 결국 자가면역질환에 면역억제제라는 악수를 둘 수밖에 없는 것입니다. 면역억제제를 장기간 사용하면 자가면역은 호전될지 모르지만 면역 저하로 인한 감염에 취약해지는 문제가 발생합니다. 이렇듯 약물을 이용한 면역 관리는 일시적으로는 효과를 볼 수 있어도 장기적으로는 건강에 도움이 되지 않습니다.

어떻게 해야 건강한 면역을 만들어 우리 몸을 지킬 수 있을까요? 기능의학적 접근을 통한 면역 관리는 면역이 떨어져 있든 과항진되어 있든 거의 비슷합니다. 왜냐하면 안정적인 면역 시스템을 만들어주는 것이 기본 개념이기 때문입니다.

영양 결핍 해결 면역 시스템에 관여하는 여러 기관에는 꼭 필요한 영양소가 있습니다. 현대인은 이러한 영양소의 결핍으로 종종 면역 기능이 떨어지곤 하죠. 수많은 영양소 중 대표적으로 비타민D를 예로 들어보겠습니다. 비타민D가 결핍되면 면역력이 떨어져 감염병에 취약해지고, 면역 컨트롤이 되지 않는 자가면역질환에도 영향을 미칩니다. 비타민D 하나만 잘 조절해도 면역 저하 환자와 자가면역질환 환자 모두를 치료할 수 있다는 뜻입니다. 한편, 비타민C는 모든 백혈구 세포에 필요한 영양소입니다. 혈중 비타민C 레벨보다 백혈구 내 비타민C 레벨이 훨씬 높습니다. 백혈구의 탐식 기능을 향상시키기 위해서는 충분한 양의 비타민C가 필요합니다. 백혈구의 탐식 기능은 이물질에 대한 감염 반응에도 쓰이고, 암세포 사멸 기능을 하는 자연사멸세포의 활성도를 높입니다. 이외에도 비타민B군, 지용성비타민, 아연, 셀레늄, 요오드 같은 수많은 영양소가 각자의 위치에서 중요한 면역 기능에 관여합니다.

체온조절 체온 1℃ 상승은 체내 효소 활성도뿐만 아니라 면역 시스템을 향상시키는 효과도 있습니다. 체온조절 기능엔 자율신경이 관여하기 때문에 자율신경의 균형을 맞춰야 합니다. 아울러 호르몬의 역할도 중요하므로 갑상선과 부신(좌우 콩팥 위에 한 쌍 있는 내분비샘)의 기능도 잡아야 합니다. 그리고 앞서 말씀드린 대로 충분한 근육량이 필요합니다.

오염 물질 배출 체내 중금속과 환경호르몬, 잔류성 유기화학 오염 물질인 POPs 등에 대한 노출은 면역 시스템의 붕괴를 가져옵니다. 이물질 반응에 쓰이는 면역 물질이 과량 만들어지다 보면 정작 자신을 보호해야 하는 면역에는 쓸 게 없어지고, 그 면역 물질이 자신을 공격하는 자가면역을 일으키기도 합니다. 그래서 기본적으로 이런 오염원으로부터 자신을 보호하는 노력과 이미 들어온 이물질을 체외로 배출하는 치료가 함께 필요합니다.

장누수증후군 치료 인체에서 가장 많은 면역반응이 일어나는 곳은 장입니다. 장속에서는 이물질과 세균이 들어오지 못하게 방어하는 면역반응이 일어납니다. 장누수증후군은 장내를 보호하는 점막이 옳지 않은 식습관으로 인해 서서히 손상되어 몸 밖으로 배출해야 할 균이나 독소가 장의 손상된 부위를 통해 신체 내부로 침투해 다른 질병을 유발하는 상태를 말합니다. 장누수가 심한 환자일수록 면역반응이 더 심하게 발생합니다. 장 누수의 원인을 찾아 장 건강을 지키는 것이 몸 전체의 면역 시스템을 지키는 길이기도 합니다. 장 누수의 원인은 다음과 같습니다.

… 음식 자가 항체: 우선 음식 항원 검사를 통해 자신에게 맞지 않는 음식을

찾아 식단에서 제외하는 것이 필요합니다. 우리가 먹는 음식은 영양소로 쓰여야 합니다. 그런데 어떤 음식에 항체가 있는 환자는 항원-항체 면역 반응을 통해 면역 복합체를 형성해 면역 교란을 유발합니다. 이런 환자는 설명할 수 없는 이상 증상을 호소하는데, 유일한 치료 방법은 원인 음식을 중단하는 것뿐입니다.

··· 세균 불균형: 장속에는 수많은 균이 살고 있습니다. 그중에는 유익균도 있고, 유해균도 있죠. 세상에는 좋은 사람도 있고, 나쁜 사람도 있는 것과 똑같습니다. 장속에서 유익균과 유해균의 밸런스가 중요한데, 이 밸런스가 무너지면 그로 인해 장 누수 증상이 발생할 수 있습니다. 가장 좋은 장 환경은 유익균과 유해균의 비율이 85 대 15 정도입니다. 유익균이라고 해서 무조건 많은 것이 좋은 게 아니며, 유해균이라고 해서 무조건 없애야 하는 것도 아닙니다. 그다음으로는 균의 다양성이 중요합니다. 장속에 얼마나 다양한 미생물이 존재하는지에 따라서 장 건강이 좌우될 수 있습니다.

··· 약물 남용: 항생제와 소염진통제의 남용은 장 누수를 일으키는 주요 원인에 해당됩니다. 단기간 사용은 큰 문제가 없지만 장기간 복용하면 장 점막에 손상을 일으켜 장 누수가 진행됩니다. 잘 치료받던 환자가 갑자기 악화되는 경우가 있습니다. 문진을 해보면 대부분 다른 병원에서 이런저런 이유로 항생제나 소염진통제를 처방받아 복용했을 때 그런 일이 발생합니다. 장을 치료하고 있을 때에는 복용하는 약에 더욱 주의해야 합니다. 가능하면 기능의학자에게 문의한 후 복용하길 추천합니다. 그러한 약을 먹지

않고도 치료할 수 있기 때문입니다.

여러분의 면역은 어떤가요? 감기에 걸렸는데, 일주일이 지나도 낫지를 않나요? 얼굴에 잦은 트러블로 모낭염이 잘 생기나요? 설명할 수 없는 불편한 증상이 사라지지 않나요? 종합검진에서 백혈구가 부족하다고 나왔는데, 원인을 못 찾았나요? 몸 전신에 피부염이 반복되는데, 경구 스테로이드와 피부 연고를 사용하면 좋아졌다가 금세 재발하나요? 회사 종합검진에서 위암 1기로 판정받았는데 수술을 권유받았나요?

이렇듯 여러분이 경험하는 수많은 질병은 곧 면역과 직결됩니다. 그 면역을 어떻게 관리하는지에 따라 결과도 달라집니다. 단순히 증상 치료만 하지 말고 왜 자신의 면역에 이상이 생겼는지 그 원인을 찾아서 자신에게 맞는 면역을 정상화시키는 치료를 받아야 합니다.

코로나19로
잃어버린 4년
———— 예방접종

2019년 겨울에 시작되어 2020년 봄부터 전국을 강타하며 전 국민을 공포로 몰아넣은 코로나19가 지금은 언제 그랬냐는 듯 수그러들었습니다. 요즘도 가끔 코로나19에 걸려 예약을 취소하는 분이 있긴 하지만요. 일주일 후에 만나 안부를 물으면, 별 탈 없이 잘 지나갔다며 마치 몸살감기에 걸렸다가 나은 것 같다고 이야기합니다.

코로나19가 처음 유행할 시기에는 왜 그렇게 대처하지 못했을까요? 전 세계에서 쏟아지는 여러 부정적인 뉴스와 백신 접종의 당위성 속에서 더 불안해했던 것은 아닐까 생각해봅니다. 무지에서 비롯된 불확실성 때문에 더 이리저리 끌려다닌 것은 아닐까 싶습니다.

어쨌든 힘든 코로나19 시기를 지났으니 이제 예방접종에 대해 다시 언급해보려 합니다. 지금도 예방접종의 득실에 관한 의견엔 큰 차이가 있습니다. 예방접종에 반대하는 사람을 향한 대부분의 시각은 마치 이단이나 극단주의자를 바라보듯 합니다. 저는 모든 예방접종을 반대하지는 않습니다. 일부 사람들에게는 필요할 수도 있으니까요. 그러나 모든 사람에게 강압적으로 적용하는 것과 안전이 입증되지 않은 백신을 실험적으로 접종하는 것은 옳지 않다고 생각합니다.

코로나19 백신 접종에 대한 올바른 판단을 위해 먼저 우리가 숙지해야 할 몇 가지 전제 조건이 있습니다.

"태양 아래 새것은 없다" 저는 창조론을 믿는 과학자입니다. 창조론적 관점에서는 코로나19를 조금 다르게 볼 수 있습니다. 이 땅이 창조될 당시에는 아무것도 없는 무無의 상태였습니다. 오해하지 마십시오. 휴대폰이 없던 시대에 휴대폰의 존재는 '무'일 수 있지만, 이런 '무'와는 완전히 다른 상태입니다. 휴대폰이 없던 시대에는 휴대폰을 만들 지혜와 재료가 없어서 '무'였다면, 천지창조 시대에는 아무런 재료조차 없었습니다. 전지전능한 존재가 아무것도 없는 'nothing'의 상태에서 'something(무언가)'을 만든 것입니다. 미생물의 영역도 마찬가지입니다. 바이러스조차 과학의 발달로 우리가 발견한 것이지, 창조 때부터 이미 존재하던 것입니다. 물론 인간이 과학적으로 사고하기 시작하면서 유전자 조작과 바이러스 변이를 만들 수 있게 되었지만, 그것 역시 something이 있기 때문에 가능한 것이지 nothing 상태에서는 불가능하겠죠.

코로나19 바이러스 감염은 과거(2002년 사스, 2015년 메르스)에도 있었습니다. 독감이 바이러스 변이를 통해 세계적으로 유행하듯 코로나19도 그럴 수 있다는 것입니다. 그리고 충분한 시간을 들여 안정적인 백신을 만들 수 있었는데, 그때까지는 연구하지 않다가 갑자기 늘어나는 환자에 맞춰서 백신을 개발하기 시작했다는 게 석연치 않습니다. 결국 많은 사람을 대상으로 임상실험하듯 백신을 사용했고, 그로 인해 부작용을 호소하는 환자를 양산했죠. 제약사는 그렇게 천문학적인 돈을 벌어들였으면서도 백신 부작용으로 인한 환자들의 불편에 대해서는 면책을 받은 것 같습니다.

"인공면역은 자연면역을 따라올 수 없다" 코로나19보다 먼저 유행한 독감 바이러스 역시 오랜 기간 연구했음에도 백신 접종의 효과가 6개월을 넘지 않습니다. 때문에 해마다 독감철이 되면 백신접종을 지속적으로 권유받는 것입니다. 그런데 코로나19 백신의 연구 기간은 그리 길지 않았습니다. 그렇게 짧은 기간에 안전한 백신을 개발하는 것 자체가 불가능에 가깝기 때문에 안정성을 보장할 수 없습니다.

저도 어쩔 수 없는 상황(국가의 강요)에서 접종을 했습니다. 건강하게 관리했다고 생각했는데, 혈뇨와 만성피로 같은 부작용을 경험했죠. 힘들게 접종했지만 면역은 그리 오래 유지되지 않았고, 결국 자연 감염에 의해 코로나19에 걸렸습니다. 반면, 자연면역에 의해 형성된 코로나19 항체는 1년이 넘어도 충분한 양을 유지하는 걸 확인했습니다. 우리의 몸에는 우리가 상상도 할 수 없는 섬세한 작용으로 면역을 유지하는 능력이 있습니다. 그런데 오염된 세상에서 점점 그 능력을 잃어가고 있는 겁니다.

지금처럼 코로나19가 안정기에 접어든 것을 예방접종의 효과로 볼 수도 있지만, 제 생각은 좀 다릅니다. 3년이라는 시간 동안 많은 자연면역 환자가 생겨났고, 집단면역이 바이러스의 감염 속도를 늦춘 덕분에 유행이 잠잠해진 것입니다. 이는 독감도 마찬가지입니다. 10년을 주기로 바이러스 대변이가 있는 경우 세계적으로 독감이 유행하죠. 그렇게 해마다 미국에서만 독감으로 죽는 환자가 5,000명이 넘습니다. 그렇지만 독감이 유행한다고 해서 사람들을 격리하지는 않습니다. 독감보다 치사율과 질병 재생산률이 높지 않은 코로나19를 이렇게 격리해서 치료한다고 해결할 수 있을까요?

예방접종은 단순히 일시적 면역을 부여해 갑자기 증가하는 감염자를 줄일 수 있을 뿐 근본적인 면역을 획득하게끔 도와주지는 못합니다. 결국 누구나 한 번은 코로나19를 자연적으로 앓아야 유행이 끝난다는 얘기죠.

요즘은 미디어에서 코로나19 백신 접종에 대한 이야기를 들을 수 없습니다. 국가적으로 코로나19 백신 재고를 확보하는 것이 최대 목표였던 때가 엊그제 같은데 말입니다. 지금은 아무 쓸모도 없는 폐기물이 되었지만 말입니다.

당시 백신 제조 회사는 천문학적인 돈을 쓸어 담으며, 백신의 필요성을 열심히 광고했죠. 이제 쓸데없이 구매했다고 손가락질을 받지 않으려면 또다시 국민에게 무료로 접종해줄 테니 맞으라고 할 겁니다. 지금도 여전히 검증되지 않은 백신 접종으로 고통받는 분들이 저희 병원을 찾습니다. 이 같은 백신 부작용은 과연 누구의 책임일까요?

예방의학 전문의이자 기능의학자이자 창조과학자로서 저는 예방접종에 반대합니다. 스스로의 면역으로 충분히 이겨낼 수 있고, 그렇게 획득한 면역이야말로 확실히 자신의 건강을 지킬 수 있는 무기니까요.

4년 전에 정부는 코로나19에 감염된 환자를 격리해서 죽는지 어떤지 지켜볼 게 아니라, 기능의학 병원에서 비타민C 고용량 주사를 놓아줌으로써 면역을 높이는 방향으로 환자를 치료했어야 합니다. 자연 감염자가 많아질 때 집단면역이 활성화되어 지역사회가 건강해질 수 있기 때문입니다.

자율신경 기능을
향상시키는 방법
──── 신경계

인체의 신경계는 크게 중추신경계와 말초신경계로 나뉘며, 말초신경계는 다시 자율신경과 체성신경으로 구분합니다. 자율신경이란 자신의 의지와는 무관하게 스스로 움직이는 신경을 말하며, 기본적으로 생명을 유지하기 위한 인체 기능의 모든 것에 영향을 미칩니다. 체성신경에는 의지적으로 조절할 수 있는 운동신경과 감각으로 느낄 수 있는 감각신경이 있습니다.

자율신경은 가장 기본적으로 혈액순환을 위한 심장의 박동과 호흡을 유지하도록 기능합니다. 그리고 음식을 먹으면 소화하고 배설할 수 있도록 소화액 분비와 장운동을 촉진하고, 정상 체온을 유지할 수 있도록 각각의 기능을 조절합니다.

자율신경에는 교감신경SNS과 부교감신경PNS이 있는데, 이 2가지

신경은 얼핏 시소처럼 각기 반대의 작용을 하는 것처럼 보입니다. 자율신경의 기능을 평가하기 위한 검사에서도 교감신경과 부교감신경을 마치 반대되는 것처럼 표시하는 걸(SNS와 PNS로) 볼 수 있습니다. 하지만 그렇지 않습니다. 부교감신경의 '부(副)'는 '부수적' 또는 '돕다'라는 뜻입니다. 대통령과 부통령, 총리와 부총리처럼 서로 도와준다는 의미가 더 강하죠.

부교감신경은 신체의 생리 현상에 자연적으로 필요한 기능을 담당합니다. 쉽게 쾌감, 편안함과 관련된 기능이라고 보면 됩니다. 예를 들어, 우리는 소변이나 대변을 참고 있다가 시원하게 배출하고 나면 상쾌하고 가벼운 기분을 느끼죠. 부교감신경은 이처럼 소변이나 대변을 배출하는 데 중요한 역할을 합니다. 많은 사람이 스트레스를 받으면 맛있는 음식을 먹으면서 푼다고 하는데, 이때 침 분비와 장운동을 도와주는 것도 부교감신경입니다. 또 슬픈 일을 겪거나 스트레스를 받을 때 한참 울고 나면 기분이 좋아지는데, 이때 눈물분비를 도와주는 것도 부교감신경입니다. 성적 흥분 역시 부교감신경으로 인해 얻을 수 있는 기쁨이죠.

자율신경계의 노화: 자율신경실조증

나이가 들면서 모든 신체 기능이 떨어지는 것은 자연스러운 일입니다. 당연히 부교감신경의 기능도 떨어지죠. 그에 반해 현대사회에서 우리는 교감신경이 올라갈 수밖에 없는 생활에 자주 노출됩니다. 교감신경은 자연스러운 신체 대사 작용을 억제해 급박한 상황에 대처하게끔 해줍니다. 그러나 자율신경의 도움을 받아야 하는 이런 일이 반복될 경우 생체 리듬이 틀어지는데, 그렇게 해서 발생하는 질병이 바로 자율신경실조증입니다.

자율신경실조증은 교감신경과 부교감신경의 조화가 무너진 상태를 뜻합니다. 어떤 상황에 맞는 신경의 활성은 우리가 의식적으로 조절해서 만들어지는 것이 아니라, 자율적으로 이뤄져야 합니다. 그러나 편안한 상태에서도 교감신경이 항진되어 있으면 소화가 안 되고 혈압이 올라가고 맥박도 빨리 뛰게 됩니다.

자율신경실조증 환자를 대상으로 자율신경 검사를 해보면, 교감신경이 많이 떨어져 있고 부교감신경이 올라간 사람의 건강 상태가 오히려 매우 안 좋은 것을 확인할 수 있는데, 이는 검사 판독의 오류라고 보면 됩니다. 앞서 언급한 대로 교감신경과 부교감신경을 마치 시소처럼 생각하는 데서 비롯된 오류입니다. 검사 결과지에 교감신경은 떨어져 있고 부교감신경은 올라간 것처럼 보이지만, 사실은 그렇지 않습니다.

일반적인 경우, 스트레스 초기 상태에서는 교감신경이 올라가면서 버팁니다. 그렇게 오랫동안 버티다 보면 교감신경의 피로가 쌓여 나중에는 더 이상 이겨내지 못하죠. 그러면 교감신경이 떨어지는 만성 스트레스 상태에 빠집니다. 그래서 검사 결과지에 교감신경이 바닥을 보이고, 상대적으로 부교감신경은 높이 올라간 것처럼 보이는 겁니다. 하지만 사실은 부교감신경도 같이 떨어져 있을 확률이 높습니다.

그래서 저는 대부분의 환자에게 부교감신경 기능을 향상시키는 운동을 권합니다. 부교감신경을 자극하는 운동에는 여러 가지가 있는데, 알기 쉽게 머리(귀, 눈, 얼굴)부터 목, 가슴, 배, 다리 순으로 설명해보겠습니다.

귓바퀴 마사지 외이도를 둘러싸고 있는 대이륜과 이갑개 부위를 부드럽게 마사지하는 것입니다. 특별한 도구가 필요한 것은 아니며, 자신의 손가락으로 가볍게 만져주기만 해도 충분합니다.

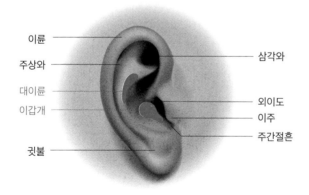

이륜
주상와
대이륜
이갑개
귓불

삼각와
외이도
이주
주간절흔

귓바퀴 각 부위 명칭과 대이륜, 이갑개 위치

붕어 및 올빼미 운동 자율신경실조증을 치료하는 가장 효과적인 방법은 붕어 운동입니다. 똑바로 위를 보고 누워서 자신이 붕어라고 생각하며 몸을 움직이는 것입니다. 물속에서 붕어가 헤엄칠 때처럼 머리와 발을 좌우로 흔들면 됩니다. 허리가 불편하거나 엉덩이가 쓸려 아픈 분들은 꼬리뼈 쪽에 쿠션을 대고 해도 좋습니다. (보다 자세한 붕어 운동법은 211쪽을 참고해주세요.) 붕어 운동이 힘든 분들께는 올빼미 운동을 소개합니다. 고개를 똑바로 세우고 앞을 향한 채 눈동자를 왼쪽으로 10초, 오른쪽으로 10초 돌린 다음 손바닥으로 양쪽 안와를 5초 정도 지그시 눌러줍니다. 이 동작을 총 10회가량 반복합니다.

얼음물 얼굴 마사지 세면대에 찬물을 받고 얼음을 몇 조각 넣습니다. 숨을 참고 10초 정도 얼굴을 담갔다가 뺐다 반복합니다. 비슷한 개념으로, 샤워할 때 찬물과 따뜻한 물로 번갈아가며 씻는 것도 좋습니다. 이때 주의할 점은 따뜻한 물로 씻기 시작해서 마지막에도 따뜻한 물로 씻어야 한다는 겁니다. 가끔 대중탕에서 찬물과 뜨거운 물을 오가는 어르신들을 볼 때가 있는데, 모두 비슷한 원리입니다.

노래 부르기 노래는 성대 주위를 지나는 부교감신경을 자극하는 데 도움을 줍니다. 노래뿐 아니라 큰 소리로 함성을 지르는 것도 같은 효과가 있습니다. 등산을 가서 "야호!" 하고 소리를 지르면 일석이조 효과가 있겠죠.

심호흡 우리는 보통 너무도 얕은 숨을 쉽니다. 얕은 숨을 쉬게 되면 공기 중 산소와 몸속 이산화탄소의 교환이 원활하게 이루어지지 못합니다. 사람은 산소 없이 살아갈 수 없는 반면, 암세포는 산소를 싫어합니다. 단전호흡도 깊은 숨을 쉬기 위한 방법입니다. 폐포 깊숙이 깨끗한 산소를 전달하는 것이죠. 따라서 의식적으로 숨을 깊게 쉬려는 노력이 필요합니다. 특히 공기 좋은 곳을 산책할 때는 폐포 깊숙이 숨을 들이마시세요. 숨을 들이마실 때는 흉곽보다는 복부를 이용합니다. 횡경막을 내리면서 숨을 마시는 겁니다. 숨은 천천히, 그리고 거의 마지막에 다다랐을 때 순간 흉곽을 열어서 깊숙이 마십니다. 그런 다음 아주 천천히 내뱉습니다. 이런 심호흡 운동은 특별한 시간과 공간이 필요하지 않습니다. 언제든 할 수 있죠. 처음에는 들이쉬고 내쉬는 박자가 맞지 않아 힘들 겁니다. 하지만 매일 연습하다 보면 자신도 모르게 익숙해질 것입니다.

명상 앞서 소개한 심호흡(단전호흡)과 함께 하면 더 좋습니다. 명상과 기독교인들의 기도는 비슷한 효과가 있는 것 같습니다. 기도나 명상을 열심히 하고 나면 마음이 평온해지는데, 이는 부교감신경이 항진되었기 때문입니다.

맨발 걷기 발바닥에는 손바닥보다 많은 8,000여 개의 신경 말단이 있습니다. 그래서 손보다 발이 간지러움을 더 탑니다. 과거 신발이 없던 시절에는 발바닥을 통해 뇌에 전달하는 감각이 아주 중요했습니다. 온도, 이물질, 이상 감각(부드러운지, 딱딱한지) 등의 정보를 뇌로 전달해 몸이 이동하고 활동하고 자세를 잡는 데 도움을 줬죠. 이런 감각신경 외에 자율신경계의 미주신경은 발바닥까지 도달하지 않지만, 척추 분절에서 나오는 부교감신경은 발바닥에 밀집되어 있습니다. 스포츠 선수를 대상으로 실시한 실험에서는, 발바닥

마사지 이후 부교감신경의 향상과 교감신경-부교감신경의 균형이 좋아졌다는 연구 결과가 있습니다.[*]

그런데 언제부터인가 신발을 신고 다님으로써 발바닥에 자극을 주는 기회가 현저히 줄어들었습니다. 요즘 어머니들은 자녀가 흙을 밟는 것은커녕 손으로 만지는 것조차 허용하지 않죠. 산책할 때 단 5분이라도 맨발로 걷는 실험을 해보세요. 숨겨져 있던 발바닥의 부교감신경이 자극을 받아 자율신경의 불균형이 호전될 것입니다.

교감신경 포착점 주사 대부분의 통증과 기능 이상이 교감신경 문제에서 발생하다 보니, 직접적으로 교감신경 포착점SNEPI, sympathetic nerve entrapment point injection을 자극해 치료하는 방법이 생겨났습니다. 성상신경절차단술SGB, stellate ganglion block 역시 경추부에 있는 교감신경절을 일시적으로 마취block하고 풀어주는 것입니다. 이 SGB가 몸 전체의 자율신경계 균형을 맞추는 치료법이라면, SNEPI는 경추부터 요추까지 척추 분절에서 나오는 교감신경을 자극해 각 분절이 담당하는 신체 장기를 좀 더 세부적으로 관리하기 위해 고안한 방법입니다. SNEPI나 SGB는 경험이 풍부한 의료 전문가의 판단에 따라 도움을 받으면 별다른 부작용 없이 좋은 효과를 볼 수 있습니다.

• Yung-Sheng Chen, et al., "Icreased Parasympathetic Activity by Foot Reflexology Massage after Repeated Sprint Test in Collegiate Football Players: A Randomised Controlled Trial", *MDPI*, 2019.

무농약 마크에
속지 마라!
———— 식재료

먹거리에 유독 관심이 많은 요즘은 유기농, 무농약 마크가 찍히면 값이 2배나 뜁니다. 국가에서 인증한 마크에 대한 소비자들의 신뢰가 그만큼 크다는 뜻입니다. 사람들은 국가가 무농약을 인증했다는 사실에 무한한 신뢰를 보내며 그냥 믿고 먹죠. 그런데 조금이라도 농사를 지어본 사람, 조그마한 텃밭을 가꿔본 사람이라면 알 겁니다. 농약을 쓰지 않고는 사람이 먹을 만한 게 그리 많지 않다는 사실을 말입니다.

마트에서 파는 채소를 보면 유기농, 무농약 마크가 있음에도 불구하고 상품이 너무나도 깨끗합니다. 저는 그걸 보고서도 아무런 의심을 하지 않는 게 정말 이상합니다. 도대체 어떤 비밀이 숨어 있기에 농약, 제초제, 살충제 등을 사용하지 않고도 벌레 먹지 않는 채소를 재배할 수 있는 것일까요?

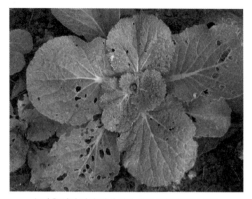
농약을 치지 않아 벌레 먹고 상품 가치를 잃은 채소

비밀은 '무농약'이라는 단어에 숨어 있습니다. 일반적으로 '무농약' 하면 없을 무無 자를 떠올리며 농약을 안 쓸 거라고 생각하기 쉽습니다. 그러나 실제로는 그렇지 않습니다. 농약을 전혀 사용하지 않는 게 아니라 권장량의 3분의 1 이하로만 사용하면 국가에서 무농약 마크 인증을 해줍니다. 아마도 그렇지 않고서는 상품 가치가 있는 채소를 생산할 수 없기 때문에 국가에서도 어쩔 수 없이 이런 절충안을 택하는 것이라고 생각합니다.

유기농 마크는 화학비료와 농약을 사용하지 않은 지 3년 이상 된 토지에서 생산한 것에 부여합니다. 3년만 넘으면 안전하기 때문일까요? 실제로는 그렇지 않습니다. 5년 이상 휴경했던 땅을 매입해서 유기농으로 채소를 재배해 백화점에 납품했던 분이 낭패를 당한

	유기농	무농약
인증 마크	유기농 (ORGANIC) 농림축산식품부	무농약 (NON PESTICIDE) 농림축산식품부
인증 품목	농축산물	농산물
화학비료	사용 x	사용(권장량 1/3 이내)
농약	사용 x	사용 x
제초제	사용 x	
첨가제	사용 x	
기간	위 조건으로 3년 이상된 흙에서 재배	위 조건으로 1년 이상된 흙에서 재배

유기농, 무농약 인증 마크 조건 비교

적이 있습니다. 정직하게 열심히 농사를 지어서 납품했는데 백화점으로부터 고소 고발을 당한 것입니다. 납품한 채소에서 농약 성분이 검출되었기 때문이죠. 농부는 억울했습니다. 유기농으로 열심히 농사를 지었는데 농약이 나왔다고 하니 얼마나 억울했을까요? 원인을 찾아보니 이전 땅 주인이 농사를 지을 때 농약을 엄청 많이 사용했다는 사실이 드러났습니다. 5년이 지나도록 토양에 잔류 농약이 남아 있었던 겁니다. 농약은 수용성이라 3년 후면 분해되어 사라질 거라고 생각하기 쉬운데, 실제는 그렇지 않았던 거죠.

저는 대부분의 환자들을 3개월마다 추적 검사를 하는데, 제가 치료했던 어떤 환자는 유명한 유통업체를 통해 아침마다 유기농 채소를 배송받았습니다. 그 채소를 먹기 전 저희 병원에서 검사했을 때 그분에겐 특별한 중금속 노출이 없었습니다. 그런데 배송받은 채소를 먹고 난 뒤로 비소 수치가 평균보다 3배 넘게 측정된 것입니다. 그분이 말하기로 자신은 특별히 외식도 하지 않고 집에서 유기농 채소 위주로 식사를 한다고 했습니다.

매일 '유기농, 무농약' 인증 마크가 있는 채소를 먹어온 그분에게 저는 당분간 그걸 먹지 말라고 권했습니다. 그리고 1개월 정도 킬레이션 치료를 병행한 후 재검사를 해봤습니다. 놀랍게도 혈중 비소 레벨이 정상으로 떨어졌습니다. 결국 그 환자의 혈액 속 비소의 원인은 '유기농, 무농약'이라고 홍보한 그 채소였습니다. 무농약이 진짜 무농약이 아니었던 걸까요? 판매업자가 소비자를 속인 걸까요? 진위는 알 수 없으나 확실한 사실은 그 채소를 먹었을 때는 혈중 비소 수치가 올라갔고, 먹지 않으니 떨어졌다는 것입니다.

저는 그 환자에게 이렇게 말해주었습니다. "세상엔 믿을 게 없나 봅니다. '유기농, 무농약'이라는 단어는 홍보 전략으로 누구나 쉽게 사용할 수 있고, 쇼핑몰에서 그런 것까지 확인하며 판매하지는 않기 때문에 어쩔 수 없는 부분이 있긴 하죠. 결국 소비자들이 의심의 눈초리로 바라보고 검증하는 게 최선입니다." 그렇다면 일반인이 유기농, 무농약으로 키운 농작물인지 어떻게 알 수 있을까요?

채소의 상태 벌레 하나 먹지 않고 깨끗한 것은 의심해봐야 합니다. 농약을 사용하지 않고서는 절대 벌레 먹지 않은 채소를 재배할 수 없습니다. 시장 난전에서 할머니들이 농약 뿌리지 않고 직접 키운 거라면서 파는 농작물에 벌레 먹은 흔적이 없다면 그건 거짓말입니다. 음식값은 정해져 있는데 재룟값이 오르면 식당에서는 어쩔 수 없이 저렴한 재료를 사용할 수밖에 없습니다. 농약을 사용해서 실하게 키운 파 한 단 값이 1,000원이라면, 무농약으로 키운 비실비실한 파는 3,000원 하는데 여러분이 식당 주인이라면 어떻게 하겠습니까? 손님을 위해 건강에 좋은 3,000원짜리 무농약 파를 쓰겠습니까, 아니면 저렴한 1,000원짜리 파를 쓰겠습니까?

혈액검사 농약 검출이 의심되는 식사를 하고 있다면, 반드시 병원을 방문해 중금속 검사를 받아야 합니다. 자신의 건강을 위한다면, 꼭 받아야 하는 검사라고 생각합니다. 저는 이 검사로 환자의 몸 상태를 확인합니다. 첫 검사에서 수치가 정상이어도 치료 도중에 어떤 식사를 하는지 알 수 없고, 환자도 자신의 식단 변화를 의사에게 자세히 알려주지 않기 때문에 검사를 통해 수시로 확인하는 수밖에 없습니다. 가령 중금속 노출 원인이 외식이라고 의심되면 자주 찾는 식당 리스트를 작성한 후, 치료를 통해 몸속 중금속을 다 배출한 다음 중금속 수치가 정상임을 확인한 후, 앞서 작성한 식당들을 차례로 돌며 외식한 뒤에 높아지는 중금속 수치가 있는지 확인해봅니다. 그렇게 어떤 식당의 음식 때문에 중금속에 노출되었는지 확인합니다.

3장

모든 질병은
장에서 시작된다

: 내 몸을 살리는 장 건강 관리법

"모든 질병은 장에서 시작된다." 의학의 아버지 히포크라테스가 한 유명한 말입니다. 기원전 460년경에 태어난 인물이 이런 통찰력 있는 말을 했다니 정말 대단한 분이라는 생각이 듭니다.

최근 들어 과학의 발달 덕분에 장과 여러 질병의 연관성이 속속 밝혀지고 있습니다. 기능의학 의사로서 수많은 증상을 호소하는 환자를 진료하지만, 그중에서도 위장·소장·대장 관련 증상이 가장 많다고 해도 과언이 아닙니다. 증상에 작은 차이는 있을지라도 기본적으로 소화 장애부터 속 쓰림, 대변의 변화, 복부 팽만까지 매우 다양하죠. 기능의학적 의료에서 장관 증상만큼 치료하는 데 오래 걸리고 힘든 질병은 없는 것 같습니다.

이번에는 장관 증상을 정상화하는 데 필요한 장-뇌 축gut-brain axis의 의미에 대해, 장내 미생물의 분포에 따른 질병에 대해, 그리고 장신경계enteric nervous system가 어떤 기능을 하며 어떤 질병의 발현에 영향을 미치는지에 대해 자세히 살펴보도록 하겠습니다.

오일 풀링이
시작이다
───── 구강 청결

소화기관으로서 장 건강을 이야기할 때 대부분 사람은 위장, 소장, 대장 정도를 생각합니다. 그러나 장은 구강부터 시작해 식도, 위, 십이지장, 소장, 대장, 결장, 항문까지 모두 연결된 하나의 기관입니다. 각기 따로 떨어져 있는 독립된 기관이 아니라는 뜻이죠.

그렇기 때문에 장 건강을 위해 우선적으로 생각해야 할 것은 구강 청결입니다. 음식을 먹다 보면 양치를 아무리 잘해도 이빨 사이와 혓바닥에 찌꺼기가 남는데, 이 영양 성분이 구강 내 세균의 먹잇감이 됩니다. 그나마 낮에는 물도 마시고 꾸준하게 무언가를 섭취하기 때문에 크게 걱정할 것 없지만, 잠을 자는 동안에는 엄청난 양의 세균 증식이 발생할 수 있습니다.

"화장실 변기와 칫솔 중 어디에 세균이 더 많을까요?" 이 질문에 백이면 백 모두 화장실 변기에 세균이 더 많다고 답합니다. 그러나 사실은 그렇지 않습니다. 이유는 간단합니다. 화장실 변기에는 세균이 먹고 살 먹이가 없지만, 칫솔에는 양치 후 구강의 상피세포와 음식물 찌꺼기가 남습니다.

구강 속 세균의 종류는 500~700종이 넘습니다. 세균 수를 정확하게 셀 수는 없지만 대략 200억 개 이상으로 추정됩니다. 번식도 빨라서 24시간 양치를 하지 않을 경우 1,000억 개까지도 늘어나는 것으로 알려져 있습니다. 우리는 매일같이 입안에서 세균을 증식해 위장으로 넘겨주는 셈입니다. 일차적으로 입안에서 증식한 세균은 식도를 지나 위장에서 제거(제균)되는데, 나이가 들수록 위산 분비가 줄어들면서 제균력도 함께 감소합니다. 그렇게 장내 미생물 증식의 기초가 마련되는 것이죠.

구강 청결이 중요한 또 다른 이유는 구강 주위의 정맥 혈액이 뇌로 흘러가기 때문입니다. 구강 세균이 혈류를 타고 뇌로 이동해 뇌 신경세포를 파괴하면 기억력 저하와 알츠하이머병을 유발합니다. 면역력이 저하된 환자의 경우에는 뇌종양 같은 염증을 유발할 수도 있죠. 이처럼 구강 내 세균 관리는 우리의 삶에 매우 중요한 역할을 합니다.

이토록 중요하다면, 구강 위생을 어떻게 관리하면 좋을까요?

오일 풀링 입에 오일을 머금고 있다가 뱉어내는 것을 말합니다. 오일 풀링oil pulling과 양치 중 어떤 것을 먼저 하는 게 좋은지 물어보는 분이 있는데, 순서는 별로 중요하지 않습니다. 그러나 하루에 한 번 한다면 자고 일어나서 바로 하는 게 좋습니다. 하루 두 번 한다면 아침에 일어나서 한 번, 밤에 자기 전에 한 번 하는 게 좋고요. 오일은 가능한 한 오랫동안 머금고 있는 것을 추천합니다. 종류는 MCT 오일 또는 코코넛 오일이 적당합니다. 삼키지 않고 머금고 있다가 뱉는 것이기 때문에 비싸고 좋은 오일은 굳이 필요하지 않습니다. 구강 내 세균은 지용성 물질에 친화력이 있으므로 오일 풀링을 하면 세균의 체외 배출과 증식을 억제하는 효과가 있습니다.

양치 양치할 때에는 치실을 이용해 치아 사이사이 남아 있는 음식물 찌꺼기를 제거하고 혓바닥의 설태 또한 깨끗하게 청소해야 합니다. 요즘은 여러 가지 간단한 도구를 이용해 손쉽게 설태를 제거할 수 있습니다.

코로 숨쉬기 입을 벌리고 잠을 자면 구강 점막이 마르면서 세균의 증식이 더욱 가속화됩니다. 입을 다물고 코로 숨을 쉬어야 하는데, 비만이거나 비염이 있는 사람은 코로 숨을 쉬는 게 힘들어 입을 벌리고 자는 게 보통입니다. 따라서 체중 감량과 함께 이비인후과에서 코로 숨을 쉴 수 있는 보조 치료를 받는 게 좋습니다.

기상 후 구강 헹구기 보통은 일어나자마자 물을 마시는 경우가 많습니다. 하지만 저는 그렇게 하지 말라고 이야기하죠. 우선 첫 한 모금은 가글하듯 입안을 헹군 후 뱉어버리고, 물을 마시라고 권합니다.

음식이 영양소가 아닌 독이 되는 이유

—— 소화효소

신체의 기능을 건강하게 유지하는 데 반드시 필요한 것 중 하나가 효소입니다. 소화 대사와 에너지 대사부터 호르몬 대사, 해독에 이르기까지 효소가 쓰이지 않는 곳은 없습니다. 사람 몸속에 있는 효소는 대략 7만 5,000종이 넘고, 그중 장내 미생물과 밀접한 관련이 있는 효소는 3,000개에 이릅니다.

여러 효소 중 특히 소화 관련 효소의 기능은 나이가 듦에 따라 급격하게 떨어집니다. 20대의 위장에서 분비하는 소화 효소의 양은 50대가 되면 절반 이하로 줄어듭니다. 흔히 젊어서는 돌도 씹어 먹을 수 있다고 얘기하는데, 과장된 말이긴 해도 20대의 위장은 충분한 위산과 효소를 분비해 먹은 음식을 분해하고 소화하는 데 큰 지장이 없습니다.

위장의 주된 기능은 위산과 펩신이라는 효소로 먹은 음식을 분해 및 흡수하기 쉽게 만들어서 소장으로 넘겨주는 데 있습니다. 그뿐만 아니라 음식 속에 있는 세균을 강한 위산으로 제거하는 기능도 있습니다.

위장의 기능이 떨어지면 이런 제균 능력이 감소하고, 먹은 음식을 분해하는 능력도 약화됩니다. 소화가 잘 안 되다 보니 물에 밥을 말아서 먹기도 합니다. 그러나 가뜩이나 위산이 부족한데 물까지 들어오면 그 위산마저 희석되겠죠. 이런 위산 저하 증상이 심해지면 같은 음식을 먹어도 흡수 가능한 단위까지 분해되지 않습니다. 그 결과 음식이 영양소가 아니라 오히려 독으로 작용하죠.

우리 몸에는 사용 가능한 영양소 단위가 있습니다. 그 기본 단위보다 조금만 커도 우리 몸은 이것을 이물질로 여겨 면역반응이 나타납니다. 나이 든 분들에게 자가면역질환이 더 흔히 발생하는 이유입니다. 노화로 인한 대사 질환인 고혈압이 생기면 병원에서는 흔히 저염 식사를 권합니다. 하지만 저염 식사를 하면 위산 저하가 더욱 심해지는 악순환에 빠져 영양이 결핍되고 면역은 오히려 바닥을 치게 됩니다.

산성 음식으로 위장 기능을 촉진하라!

이런 악순환의 고리를 끊으려면, 먼저 위에서 산을 잘 만들도록 도와주는 일부터 시작해야 합니다. 식전에 산성 음식을 먹음으로써 위에서 산을 만들 시간을 벌어주는 것입니다. 아래는 제가 주로 추천하는 방법입니다.

식초 물 평소 식사할 때 식초를 물에 타서 마십니다. 처음엔 1티스푼으로 시작해 괜찮아지면 점점 복용 가능한 용량까지 늘립니다. 예전에 제가 치료한 환자 중에는 1티스푼에도 속이 쓰리다는 분이 있었습니다. 이런 분들에겐 한 방울부터 시작하라고 권합니다. 서서히 늘리다 보면 우리 몸이 적응해 점점 더 많은 양을 받아들일 수 있습니다. 감식초, 사과식초 등의 발효 식초를 추천하며 집에서 직접 담근 것을 사용해도 좋습니다. 레몬즙을 타서 먹는 사람도 있는데, 그 기본 개념은 점막을 자극해 조건반사적으로 위산의 분비를 돕는 것입니다.

드레싱 외국에서 흔한 샐러드 문화가 우리나라에는 아직 정착되지 않은 것 같습니다. 샐러드에 올리는 드레싱은 종류가 아주 다양한데, 그중 너무 달지 않고 신맛이 풍부해서 위장 점막의 벽 세포parietal cell를 자극해 위산 분비를 촉진시키는 발사믹식초를 추천합니다. 저는 주로 신선한 채소에 발사믹식초, 통들깨를 넣어 함께 먹습니다. 부족한 식이섬유와 오메가3를 보충하면서 위산 분비를 촉진해 소화에 도움을 줄 수 있기 때문입니다.

오이 피클 시중에 파는 피클에는 식초뿐만 아니라 설탕이 너무 많이 들어갑니다. 그래서 저는 집에서 직접 피클을 담가 먹습니다. 오이뿐만 아니라 방울토마토 피클도 좋습니다. 식전에 토마토 피클을 한두 개 입에 넣고 씹다 보면 입 마름이 심한 사람일지라도 침이 고이게 될 겁니다.

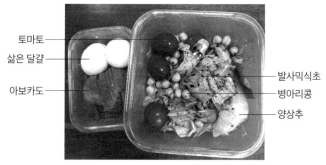

토마토
삶은 달걀
아보카도
발사믹식초
병아리콩
양상추

닥터덕이 즐겨 먹는 샐러드

비타민C 물 식초 물과 유사한 효과를 내는 것이 비타민C 물입니다. 물 500ml에 가루 비타민C 3,000~6,000mg을 섞어 식사할 때 마십니다. 위장이 약한 사람은 1,000mg부터 시작해 점차 용량을 늘리면 됩니다. 나중에 위장이 건강해지면 식후에 바로 3,000mg을 먹어도 별문제가 없을 겁니다.

우리 주위에는 아무리 좋은 영양제를 먹어도 밑 빠진 독에 물 붓는 격인 어르신들이 적지 않습니다. 음식 속 영양소도 제대로 흡수하지 못하는 몸 상태이기 때문이죠. 그래서 저는 50대 이상이라면 소화효소제는 기본적으로 챙겨 먹기를 권합니다. 탄수화물, 지방, 단백질을 골고루 분해할 수 있는 성분과 글루텐(밀가루) 분해 효소가 들어 있는 것이면 좋습니다. 소화제라고 해서 아무거나 복용하지 말고 소화효소가 충분한지 확인하는 게 필수입니다.

소화의 시작은
위장이 아니다!
──── 구강

　보통 '소화'에 관해 이야기하면 가장 먼저 위장을 떠올립니다. 소화 기능을 이야기할 때도 위장이 편한지 불편한지를 따지고요. 그러나 좀 더 정확한 의미의 소화는 위장이 편하고 불편한지에 따라 바뀌는 게 아니라, 섭취 음식물이 얼마나 잘 분해되어 사용 가능한 영양소 단위로 쪼개지는가에 달려 있습니다.

　젊어서는 5분 만에 식사를 마쳐도 괜찮았지만, 나이가 듦에 따라 위산 분비가 줄어들기 때문에 대충 씹고 삼켜서는 충분히 소화할 수 없습니다. 그런데 빨리 먹는 식습관을 가진 사람이 평소 천천히 꼭꼭 씹어 먹는 것은 꽤 힘든 일입니다. 질병 치료보다 습관 개선이 더 어렵거든요. 저도 아직까지는 소화에 큰 불편함이 없다 보니 밥을 좀 빨리 먹는 편입니다. 의식적으로 천천히 먹으려 하지만 이미 습관이 되어버린 것을 바꾸는 게 여간 어렵지 않습니다.

　오래전부터 알고 지내던 대선배님 중에 기본적으로 한 시간 넘게 식사를 하는 분이 있었습니다. 전문 과목이 소화기 내과라 매일같이 환자들에게 위장 내시경을 하고 치료를 하다 보니, 위장 건강에 가장 중요한 일이 꼭꼭 씹어서 천천히 먹는 것임을 알았기에 이를 몸소 실천했습니다. 그렇게 건강을 지켜 70대가 될 때까지 환자를 진료했었지요. 건강은 기본적으로 위장 건강에서 시작합니다. 이를 위해 제가 환자들에게 권하는 방법을 소개해드리겠습니다.

3분 기다리기　차린 밥상을 쳐다보며 3분간 기다리는 것입니다. 우리는 밥상에 앉자마자 "밥은 따뜻할 때 먹어야지" "식기 전에 어서 먹어"라고 말하며 곧장 숟가락을 듭니다. 미처 준비를 마치지 않은 위장에 음식물을 욱여넣는 겁니다. 기독교인들은 밥상 앞에서 기도를 합니다. 개인 식사 기도는 길어야 10~20초 정도밖에 되지 않죠. 그런데 3분이 중요합니다. 반찬은 무엇이 있는지, 어떤 식자재를 이용했는지, 어떻게 조리했는지 머리로 생각하며 눈으로 보고 코로 냄새를 맡습니다. 그렇게 하다 보면 소화기관이 자극을 받아 소화액 분비를 시작합니다. 이렇게 소화액이 분비되어 음식을 분해할 상태가 되었을 때 먹어야 합니다.

세 번의 심호흡　부교감신경은 소화액 분비를 촉진하고 위장 운동을 향상시키는 대표적인 소화 신경입니다. 심호흡은 몸속 자율신경 중 부교감신경 기능을 올려줍니다. 3분 이상 기다릴 수 없다면 심호흡이라도 세 번 하고 식사를 시작하는 게 좋습니다.

식사 순서 지키기 사람들은 보통 국으로 입을 축인 다음에 밥을 먹고, 이어 반찬을 먹으며 입안의 간을 맞춥니다. 그렇게 다 씹지도 않고 다른 반찬을 먹고, 입안을 다 비우기도 전에 다시 밥을 먹죠. 그러나 저는 밥보다 반찬을 먼저 먹으라고 권합니다. 반찬도 가능한 한 성상이 비슷한 것들끼리 씹어야 합니다. 부드러운 반찬은 부드러운 반찬끼리, 딱딱한 반찬은 딱딱한 반찬끼리 씹어야 한다는 겁니다. 예를 들어, 김치와 나물은 같이 씹을 수 있습니다. 두부와 달걀도 같이 씹을 수 있습니다. 그런데 멸치와 두부를 같이 씹어서는 안 됩니다. 많이 씹어야 할 멸치를 몇 번 씹지도 않고 두부와 함께 삼켜버리게 되니까요. 딱딱한 반찬이라고 오래 씹고, 부드러운 반찬이라고 대충 씹어서는 안 됩니다. 가급적 똑같이 씹으려고 노력해야 합니다. 저는 반찬으로 위장의 3분의 1 정도를 채운 다음에 밥을 먹기 시작합니다. 그리고 밥과 반찬을 한꺼번에 씹지 않도록 주의합니다. 밥보다 반찬을 먼저 먹는 이유는 반찬에 있는 염분이 위벽 세포를 자극해 위산 분비를 돕고, 밥에 있는 탄수화물로 인한 혈당 상승을 예방하기 때문입니다. 일석이조의 효과인 셈이죠.

꼭꼭 씹기 사람들은 대부분 부드러운 음식은 대충 씹고 빨리 삼키는 습관이 있습니다. 흔히 현미를 먹으면 소화가 안 된다고 하는데, 그 주된 이유는 식습관 때문입니다. 부드러운 흰쌀밥을 대충 씹어 삼키는 것보다 현미 고두밥을 열심히 100번 씹어서 죽을 만들어 삼키는 것이 훨씬 소화가 잘 됩니다.

100번을 씹는 동안 입안에서 1차 소화 과정을 다 마쳤기 때문입니다. 침에는 다량의 리파아제 및 아밀라아제 효소가 들어 있어 먹은 음식의 분해를 돕습니다. 먹던 음식을 보관하면 빨리 부패하는 이유죠. 그래서 가급적 반찬은 덜어서 먹어야 합니다. 그렇지 않으면 냉장고 안에서 음식이 분해되기 시작해 세균 증식의 온상이 될 수 있습니다.

헬리코박터균,
어떻게 해야 하나
—————— 위장

헬리코박터Helicobacter는 전 국민이 다 안다고 말해도 과언이 아닐 정도로 유명한 세균입니다. 한국인의 과반수 이상이 헬리코박터균에 감염되어 있거나 감염된 적이 있기 때문입니다.

헬리코박터균은 위장에 기생해 위장병을 일으키는 세균이죠. 위장 기능을 떨어뜨리고 결국에는 위암으로까지 진행될 수 있는 위험한 존재입니다. 최근 연구에 따르면, 위장뿐만 아니라 십이지장에 궤양을 일으키고, 위장과 대장에 용종을 유발한다고도 합니다.[*] 게다가 총담관을 통해 간염을 유발하고, 헬리코박터의 세포 독소가

---

[*]   Tae Jung Jang, M.D., "Clinicopathologic Features of the Duodenum Related to the Genesis of Duodenal Gastric Metaplasia", *Clinical Endoscopy*, 2010.

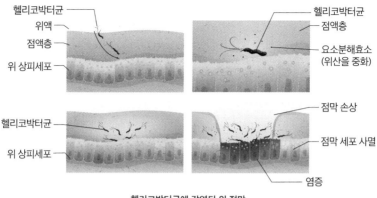

Labels in the figure:
- 헬리코박터균
- 위액
- 점액층
- 위 상피세포
- 헬리코박터균
- 점액층
- 요소분해효소 (위산을 중화)
- 헬리코박터균
- 위 상피세포
- 점막 손상
- 점막 세포 사멸
- 염증

헬리코박터균에 감염된 위 점막

혈관을 타고 뇌로 들어가 시상하부에 있는 식욕 중추를 억제해 식욕을 떨어뜨리고, 심리적 불안을 초래하기도 합니다. 그래서 헬리코박터에 감염된 어르신들 중에는 식욕 감퇴를 호소하는 경우가 적지 않습니다.

그런데 이처럼 지대한 영향을 미치는 헬리코박터균 감염을 일반 내과에서는 소홀히 다루는 것 같습니다. 종합검진에서 헬리코박터균 양성 판정을 받았는데 아무런 치료도 받지 않은 채 내원하는 어르신들이 종종 있기 때문입니다. 왜 치료를 받지 않았냐고 물어보면, 검진한 의사가 대수롭지 않게 말했다고 합니다. "현재 아무 증상이 없으니 그냥 지내셔도 됩니다." 이를 듣고 궁금했습니다. 헬리코박터는 세균 중 유일하게 암을 유발하는 1군 발암물질로 알려져 있는데, 왜 그 세균에 감염된 환자를 치료하지 않는지 말입니다.

동료 내과 의사에게 물어봤습니다. "내시경 검사 결과, 위염도 있고 헬리코박터균도 양성으로 나왔는데, 치료하지 않는 이유가 뭐죠? 특별한 이유라도 있습니까?"

이런 답변이 돌아왔습니다. "연세 드신 어른들은 힘들게 제균해도 재발이 너무 흔해서 권하지 않는 경우가 많아요."

요컨대 어차피 재발할 테니 치료할 필요 없다는 이론이었습니다. 아무리 그렇더라도 1군 발암물질을 갖고 있으면 위암에 걸릴 확률이 높은데, 그대로 두고 어떻게 위장 기능을 향상시킬 수 있을까요? 당연히 그럴 수 없기에 불편할 때마다 병원을 찾아가 임시로 위장약을 처방받는 경우가 많습니다.

이런 사람의 특징은 문제가 위장에만 있지 않다는 것입니다. 위장이 망가진 사람은 소장과 대장뿐만 아니라 '뇌'까지도 망가져 있는 경우가 적지 않습니다. 이런 총체적 난국 속에서 치료는 위장부터 시작해야 합니다. 위장을 잡지 않고서는 소장과 대장도 잡을 수 없기 때문입니다.

어떻게 제균 치료할 것인가

처음 헬리코박터균을 연구할 때는 주된 감염 루트로 사람의 타액이나 구토물, 대변 등 직접적인 접촉을 지목했습니다. 그래서 술

잔 돌리기나 음식 나누어 먹기를 금지하고, 대변을 본 후에는 손을 깨끗이 씻도록 교육했습니다. 그러나 세균이 몸에 들어온다고 무조건 감염 증상을 일으키는 것은 아닙니다. 비근한 예로 초등학교에서 학생 한 명이 감기에 걸려 기침을 할 경우, 같은 교실에 있는 학생 모두 감기 바이러스에 노출됩니다. 이론대로라면 바이러스에 노출된 모든 학생이 감기에 걸려야겠죠. 하지만 전혀 그렇지 않습니다. 개개인의 면역 시스템 기능에 따라 그중 몇 명에게만 감기 증상이 나타납니다.

제 임상 경험으로는 수십 년 동안 부부로 살았는데도 부인은 헬리코박터 양성이고 남편은 정상인 경우가 많았습니다. 그렇다고 남편이 헬리코박터균에 노출되지 않았을까요? 아닙니다. 몸에 헬리코박터균이 들어갔어도 감염을 일으키지 않은 것입니다. 그렇다면 감염을 예방하고 재발을 방지하는 방법은 무엇일까요?

물론 헬리코박터 제균 치료는 중요합니다. 하지만 그것만 하고 위장 기능을 정상화하기 위한 노력을 하지 않는다면, 재발할 가능성이 매우 높습니다. 위장의 기본적인 기능 중 하나가 위장에 들어온 세균을 죽이는 사멸 기능이기 때문입니다. 한 번 감기에 걸렸다고 해서 다시는 감기에 걸리지 않는 게 아니므로 면역 관리가 중요한 것처럼 위장도 마찬가지입니다. 헬리코박터에 감염되었다면 제균 치료와 함께 위장 기능을 정상화함으로써 균이 재발하지 않는 위장 상태를 만들어야 합니다.

저는 기본적으로 헬리코박터균에 감염되었다면, 특별한 위장 증상이 없는 경우에는 바로 약물을 이용한 제균 치료를 하는 편입니다. 일부 자연 치유를 선호하는 분들은 항생제 사용을 꺼리는데, 그동안의 경험으로 볼 때 항생제를 이용한 제균은 치료 기간이 10일 정도 걸리며 완치 확률은 80%가 넘습니다. 그에 비해 허브를 이용하면 치료 기간이 3~4주나 걸리고 완치율은 40~70%까지 다양합니다. 제가 치료한 환자의 경우에는 20%를 넘기지 못했고요. 그래서 저는 무증상의 건강한 성인에게는 항생제를 이용한 헬리코박터 제균을 선호합니다. 그 이유는 위장에 헬리코박터균을 오래 갖고 있을수록 좋을 게 없기 때문입니다.

그러나 위장 염증이 심해 속이 쓰리거나 소화 장애 증상을 호소하는 사람은 항생제를 이용한 헬리코박터 제균 치료를 하기 어렵습니다. 항생제를 복용하다가 포기하는 분들도 종종 있고요. 이런 분들에겐 항생제보다는 허브 성분을 이용한 제균 치료를 추천하기도 합니다. 허브를 이용한 치료법은 다음과 같습니다.

올리브 오일 엑스트라버진 올리브 오일은 하루 2회, 15ml씩, 14일간 복용하면 40% 정도의 제균 치료율을 보이는 것으로 알려져 있습니다. 가장 쉽게 해볼 수 있는 방법으로 권유하지만, 실제 치료율이 생각보다 높지 않다는 단점이 있습니다.

블랙시드 오일 탁월한 항염·항균·항암 효과를 인정받는 블랙시드 오일로 하루 2회, 식후 5mℓ씩, 4주간 복용을 권합니다. 액상 오일은 기름(아스팔트) 향이 나기도 해서 비위가 약한 사람은 먹는 데 어려움을 느낄 수 있습니다. 그럴 때는 꿀을 섞으면 꿀의 향과 맛으로 블랙시드 오일의 역한 냄새를 상쇄할 수 있습니다. 그래도 먹기 힘든 분에게는 연질 캡슐(의약품이나 건강식품 등을 제조할 때 액상물을 충전하는 젤라틴을 원료로 만드는 제형)로 나오는 제품을 추천합니다. 기본 용량은 1정에 1,000mg 기준으로 하루 1회, 2정인데 이는 항산화 목적으로 먹을 때의 용량이고, 위장의 헬리코박터 제균이 목적일 때는 하루 2회, 2정씩 복용을 추천합니다. 자료에 의하면, 치료 효과가 80%를 넘는다고 합니다.[•]

초피 향신료의 일종으로 '일본 후추'로 잘 알려져 있습니다. 지역에 따라 '제피' '젠피' '지피' '조피' 등으로 불리기도 합니다. 추어탕집에 가면 민물고기의 비린내를 잡고 살균 목적으로 탕에 넣어 먹습니다. 초피는 자연에 존재하는 파이토케미컬로, 식물이 자신을 보호하기 위해 만드는 항생 물질이라

[•] Hedieh Yousefnejad, et al., "Nigella sativa powder for helicobacter pylori infected patients: a randomized, double-blinded, placebo-controlled clinical trial", *BMC Complement Med Ther*, 2023.
Mahvash Alizadeh-Naini, et al., "The beneficial health effects of Nigella sativa on Helicobacter pylori eradication, dyspepsia symptoms, and quality of life in infected patients: A pilot study", *Phytother Res*, 2020.

고 보면 됩니다. 항바이러스, 항곰팡이, 항박테리아 효과가 있어 예전부터 민간요법에 쓰였습니다. 뱀에 물렸을 때, 말라리아에 감염되었을 때, 기생충에 감염되었을 때, 위장에 문제가 발생했을 때 주로 사용했습니다. 헬리코박터 제균을 위해서는 초피 가루를 하루 1회, 식전 1티스푼, 10일간 복용하고 1개월 후에 제균 여부를 확인하는 것이 좋습니다. 블랙시드 오일을 먹기 힘들거나 그걸 복용한 후에도 헬리코박터 제균이 되지 않는 분들께 추천합니다.

베르베린 하루 500mg, 1~2회 복용을 권합니다. 환자의 장 상태에 따라 용량을 점차 늘릴 수 있습니다. 베르베린 성분도 종종 위장 장애를 일으키기 때문에 요즘은 지용성 캡슐 형태로 만든 제품도 시중에 나와 있습니다. 캡슐 형태는 공복에 먹어도 특별히 위장 장애 증상을 일으키지는 않는 것 같습니다. 영양제로 나온 수용성 베르베린 제품에는 '베르씨엘'이 있고, 지용성에는 '베베 플러스'가 있습니다.

발효 매실액 매실액 성분은 헬리코박터균이 위장 점막에서 살아남기 위해 위산을 중화시키는 암모니아를 생산하지 못하게 방해하는 역할과 함께 소화력을 높여줍니다. 소화가 안 될 때 매실액을 마시면 좋은 이유입니다.

감초 추출물 DGL 위장에서 위산의 역류를 줄이고, 헬리코박터균이 위장의 점액층에 달라붙는 걸 방해해 위산에 의한 자연 제균에 도움을 줍니다. 기능의학 병원에서 추천하는 영양제로는 더뉴트라 The Nutra에서 출시한 '굿가드'가 있습니다.

율피 밤은 2개의 껍질로 이뤄져 있습니다. 겉은 반질반질하고 두꺼운

껍질, 속은 부드럽고 얇은 껍질이죠. 보통 속껍질은 떫은맛을 내기 때문에 깎아내고 알밤만 꺼내 먹습니다. 그런데 이 속껍질에 함유된 폴리페놀polyphenol은 강한 항염, 항산화 기능이 있어 혈액순환과 위장의 소화, 과민성대장증후군 완화에 도움을 줍니다. 주로 설사가 잦은 과민성대장증후군 환자와 위장 내 헬리코박터균 감염으로 소화력이 떨어진 분들께 보조제로 추천하는 편입니다. 직접 밤을 구해 껍질을 까고 말려서 차로 달여 마시는 게 좋겠지만, 번거롭다면 기성 제품도 많이 나와 있으니 편리하게 복용하세요.

유산균 특히 LGGLactobacillus rhamnosus GG 유산균은 위장에서 젖산을 생산해 헬리코박터가 생존하기 힘든 환경을 만들고, 헬리코박터가 위장 점액층에 달라붙는 것을 억제하는 효과가 있습니다.

허브를 이용한 헬리코박터 제균 치료의 장점은 건강한 위장을 만들어준다는 데 있습니다. 그래서 저는 항생제와 허브를 병행해 제균 치료를 진행합니다. 헬리코박터 제균 완료 후에도 재발 방지와 위장 기능 개선을 위해 허브 치료를 6개월 정도 유지하는 것이 좋습니다.

위장의 기능은 너무도 중요하기 때문에 헬리코박터균에 감염된 위장을 그대로 두고 기능의학 치료를 한다는 것은 밑 빠진 독에 물을 붓는 일과 같습니다. 아무리 나이가 많더라도 헬리코박터를 제균해야 하며, 항생제를 이용한 제균이 힘든 분들은 허브를 적극 추천합니다. 혹시 항생제를 복용하다가 포기한 분이나 위장 기능이 너무 약해서 도저히 알약을 먹지 못하는 분들이 있다면, 위의 방법을 활용해 헬리코박터 제균 치료에 성공하길 기원합니다.

장이 살아야 뇌가 산다
—————— 장-뇌 축

    '장-뇌 축'은 장과 뇌의 상호작용과 연결성을 나타내는 표현입니다. 태생학을 연구하는 의사들이 밝혀낸 정보에 의하면, 난자와 정자가 만나 수정된 이후 세포의 분화 과정을 거쳐 각각의 신체 장기가 형성되는데, 뇌를 만드는 세포와 장을 만드는 세포는 태아기에 서로 붙어 있다고 합니다. 세포일 때 붙어 있다가 분화한 장기이기 때문에 뇌와 장의 세포는 매우 유사할 수밖에 없겠죠.

    옛 속담에 "사촌이 땅을 사면 배가 아프다"는 말이 있습니다. 스트레스를 받거나 긴장하면 실제로 배가 아픕니다. 뇌에서 시작된 신경 자극 증상으로 인해 장내 환경과 운동성이 변화하는 것입니다. 그 결과, 과민성대장증후군이 발병할 수 있는 것이죠. 또 평소 위장이 건강하던 사람도 뇌졸중이나 뇌출혈이 발생해 수술을 한 뒤로는 대부분 위궤양 소견이 나타납니다. 이 역시 뇌 손상에 의해 생긴 신경전달물질이 위장의 산 분비를 촉진하고, 위 점막 보호 역할을 하는 뮤신mucin의 생성을 억제하기 때문인 것으로 보입니다.

그와 반대로 장내 미생물이 변화해 염증성 사이토카인cytokine의 분비가 많아지면 장내 점막에서 뇌로 연결되는 신경 연결망을 통해 기분의 변화를 유발하는 신호를 보내 우울함, 불안, 불면증 같은 증상이 나타난다는 의견도 있습니다. 이렇듯 장내 미생물의 환경을 적절하게 조성하는 것이 전반적인 건강을 유지하는 데 가장 기초적인 일입니다.

장에서 뻗어나간 신경이 뇌와 연결되는 과정에서 가장 중요한 역할을 하는 것이 장 내분비 세포인데, 현재까지 알려진 유형만 해도 20가지가 넘습니다. 다양한 장 내분비 세포는 여러분이 먹는 음식 속 영양소나 장내 미생물, 미생물이 분비하는 독소, 음식 첨가물(화학적 자극) 등의 영향을 받아 뇌로 신호 전달을 합니다.

이와 관련해 잘못된 음식을 먹을 경우, 복통과 설사가 발생하는 기전은 다음과 같습니다. 가령 상한 음식을 먹으면 장에서는 우리 몸으로 들어오는 독소를 막기 위해 흡수를 억제하는 신경전달물질이 나오고, 체외로 빠르게 배출하기 위해 장운동이 빨라집니다. 이때 수분이 흡수되지 않은 상태에서 가장 좋은 방법이 설사입니다. 복통은 장이 늘어날 때 생깁니다. 빠른 장의 연동운동으로 인해 일시적인 장의 팽창(가스 형성)이 일어날 때 우리는 통증을 느낍니다. 따라서 설사가 일어날 때 인위적으로 지사제를 복용하는 것이 과연 옳은 선택인지 생각해봐야 합니다. 몸에 들어와서는 안 되는 나쁜 물질을 빠르게 배출하기 위한 작용을 방해하는 지사제를 복용하는 것은 특수한 상황이 아니면 전혀 도움이 되지 않습니다. 차라리 빠른 배출을 돕고 충분한 수분과 전해질을 보충해주는 편이 더 좋습니다.

장-뇌 축을 회복하는 법

뇌 손상 같은 특별한 사례를 제외하고 대부분의 장-뇌 축 문제는 뇌가 아니라 장에서 시작해 뇌에 영향을 미치는 경우가 더 많습니다. 무너진 장-뇌 축을 정상화하는 데 유익한 방법은 다음과 같습니다.

아우토겐 명상 독일 정신과 의사 요하네스 하인리히 슐츠Johannes Heinrich Schultz(1884~1970)가 고안한 자가 훈련법 중에 '아우토겐Autogen'이라는 명상법이 있습니다. 평소 잊고 있던 감각을 일깨우는 이완 요법으로 자세 지도와 자기 암시를 통해 온감, 무게감 등을 느끼게 함으로써 인체의 자율신경 활성도를 높입니다. 자세한 훈련법은 유튜브에 '아우토겐'을 검색해보세요. 영상 자료가 많기 때문에 참고하면 좋을 듯합니다.

… **변비 해결**: 장관의 움직임은 대부분 자율신경이 담당하기 때문에 우리가 그걸 감각적으로 느낄 수는 없습니다. 변비가 발생하는 기전은 다양하지

만, 장운동 저하를 원인으로 보는 경우가 많습니다. 우리가 장운동을 수의적으로는 만들어낼 수 없습니다. 하지만 아우토겐 명상을 하는 가운데 머릿속으로 '장이 지금부터 열심히 움직인다'고 상상하며 손으로 배를 오른쪽 아래에서 시계 방향으로 돌리며 부드럽게 만져주면 실제로 장운동이 좋아집니다. 배탈 난 아이의 배를 만지며 '할머니 손은 약손' '엄마 손은 약손' 하는 것과 같은 이치죠.

··· **불면증 해소**: 편하게 눈을 감고 누운 상태에서 팔, 다리, 손에 강하게 힘을 줘 신체의 모든 근육을 긴장시킵니다. 그렇게 10초 정도 하다가 한순간에 완전히 풀어줍니다. 강한 긴장과 이완을 반복해 편한 수면 상태에 이르는 것은 불면증 치료의 한 가지 방법입니다.

··· **거짓 공복감 관리**: 요즘은 배가 고파서 식사를 챙기기보다 끼니때에 맞춰 그냥 밥을 먹는 경우가 더 많은 것 같습니다. 공복감을 느끼기도 전에 위장에 계속해서 무언가를 집어넣는 것이죠. 비만 인구가 날로 증가하는 이유입니다. 따라서 우리가 정말로 배가 고파서 밥을 먹는지, 아니면 관성적으로 먹는지 확인해봐야 합니다. 진짜 공복 상태면 배에서 '꼬르륵' 소리가 납니다. 그렇지 않다면 거짓 공복감일 가능성이 높죠. 특히 다이어트를 하는 사람이 거짓 공복감을 이겨낼 때 하는 명상법 중 하나는 눈을 감고 위장을 머릿속으로 상상하며 배고픔이 밀려올 때마다 위장한테 명령하듯 이렇게 말합니다. "위장아, 나대지 마라!"

운동 과격한 운동보다는 심신을 안정시켜 부교감신경을 항진시킬 수 있는 요가, 단전호흡, 맨발 산책, 붕어 운동(올빼미 운동) 등이 유용합니다.

식단 관리 장내 미생물의 불균형이 알츠하이머, 파킨슨, 당뇨, 비만, 다발성경화증 같은 전신 질환에 영향을 미친다는 연구 결과는 많습니다. 장내 미생물의 과증식으로 인한 가스 때문에 복통과 배변의 변화가 심한 분들께는 포드맵FODMAP 제한 식단을 추천합니다. FODMAP은 발효당fermentable, 올리고당oligosaccharides, 이당류disaccharides, 단당류monosaccharides, 그리고and 당알코올polyols의 앞 글자를 따서 만든 용어입니다. 소장에서 유해균의 먹이가 되고 발효 과정을 거쳐 가스가 형성되는 식단을 제한하는 걸 말합니다. 여기엔 대표적으로 5가지 탄수화물이 있습니다.

··· **과일류(과당)**: 사과, 배, 수박, 체리, 복숭아, 아보카도(반 개 이상)

··· **유제품(유당)**: 우유, 요구르트, 아이스크림

··· **채소류(프락탄)**: 마늘, 양파, 아스파라거스

··· **콩류(갈락탄)**: 콩과 식물

··· **곡류**· 잡곡류, 보리, 호밀

··· **기타(폴리올)**: 감미료, 추잉껌, 꿀, 액상 과당

기본적으로 1개월 정도 완전한 절식 관리를 통해 증세가 호전되면, FODMAP 식단 중에서 건강에 유익한 식재료를 섭취할 수 있습니다. 그러나 음식 항원 검사에서 양성으로 나온 식재료는 최소 3개월 이상 절식이 필요하며, 그 후에도 1주에 2회 정도 섭취하는 걸 추천합니다. 그리고 무엇보다 중요한 것은 아무리 좋은 식재료일지라도 제초제 성분인 글리포세이트glyphosate나 방부

제가 들어 있는 음식을 피해야 한다는 점입니다. 아울러 볶음 요리용 기름은 식물성보다는 동물성(라드)을 추천합니다.

소장 내 세균 과잉 증식 관리 병원에서는 보통 항생제를 처방합니다. 가장 손쉽게 치료할 수 있는 방법이지만, 제 경험으로 볼 때 쉽게 재발하는 경향이 많습니다. 단순히 유해균을 없애는 데에만 초점을 맞추기보다 재발을 방지하는 식단 관리와 구강 청결 유지, 그리고 장신경계 정상화가 필요합니다.

복부 온도 유지 장이 좋지 않은 사람 중엔 복부 온도가 낮은 분이 더러 있습니다. 자신의 손으로 배를 만졌을 때 차갑게 느껴지면 배를 따뜻하게 관리하는 게 좋습니다. 온도가 떨어질수록 교감신경이 올라가 장운동 능력이 떨어지고, 온도가 올라갈수록 부교감신경이 올라가 장운동과 내분비 호르몬의 분비가 활발해집니다. 앞서 언급한 부교감신경을 향상시키는 운동을 하면서, 복부에 뜨거운 물수건을 얹거나 핫팩을 붙여 배를 따뜻하게 해주면 좋습니다.

위의 내용을 종합해보면, 장내 좋은 미생물이 잘 증식할 수 있는 식단으로 식사를 하고, 자신이 가장 편하게 느끼는 장소에서 명상을 하고, 배꼽 부위를 따뜻하게 하고, 단전호흡을 하고, 맨발로 산책하는 것이 장-뇌 축을 회복하는 가장 좋은 방법이라고 할 수 있겠습니다.

제2의 뇌가
몸에서 하는 일
———— 장신경계

장신경계는 인체에 분포하는 신경세포 중 뇌를 제외하고 가장 많은 약 6억 개의 신경세포로 이루어져 있습니다. 그래서 붙은 별명이 '제2의 뇌'죠. 단순히 신경세포가 많아서 붙은 별명은 아닙니다. 최근 일부 학자의 연구에 의하면, 장신경계가 스스로 학습하고 기억한다는 주장도 나오고 있습니다.*

장신경계는 중추신경에서 나온 부교감신경인 미주신경과 척추 분절에서 나오는 교감신경의 조절을 받아 위장·소장·대장의 움직임과 영양소의 흡수 및 소화효소의 분비를 도와주는 신경전달물질

* Michael Schemann, et al., "To learn, to remember, to forget-how smart is the gut?", *Acta Physiologica*, 2020.

을 만드는 등 다양한 기능을 수행합니다. 최근에는 우리가 음식을 먹으면 장이 중추신경의 지시 없이도 반사적으로 움직이며 기본적인 기능을 수행한다는 것이 밝혀졌습니다.[*]

장관의 모든 기능을 정상적으로 움직이게 하는 역할은 기본적으로 부교감신경이 맡고 있습니다. 그리고 우리 몸이 스트레스 상태가 되면 교감신경이 올라가면서 장관 기능보다는 급한 곳을 우선 도와줍니다. 하지만 일시적으로는 큰 문제가 없지만 스트레스 상황이 반복되면 정상적인 장관 기능을 수행할 수 없는 상태가 됩니다.

우리가 잘 알고 있는 과민성대장증후군, 염증성 장 질환, 음식 알레르기 과민증, 변비, 설사 등은 장신경계의 이상을 동반한 것이라고 보면 됩니다. 최근에는 파킨슨병, 알츠하이머병, 다발성경화증, 자폐 스펙트럼 장애 등도 장신경계와 관련이 있다는 연구가 보고되었습니다.[**]

장신경계는 단순히 장관에만 분포하는 것이 아니라 소화효소를 분비하게끔 하는 담낭, 췌장에도 분포해 있습니다. 그래서 음식이 장을 통과할 때 적재적소에 필요한 소화효소를 분비할 수 있도록

* Mark A. Fleming, ea al., "The Enteric Nervous System and Its Emerging Role as a Therapeutic Target", *Gastroenterol Res Pract*, 2020.

** Meenakshi Rao, et al. "The bowel and beyond: the enteric nervous system in neurological disorders", *Nature Reviews Gastroenterology & Hepatology*, 2016.

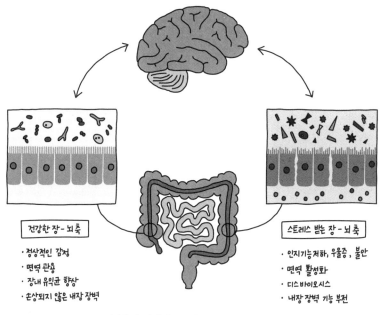

건강한 장- 뇌축

- 정상적인 감정
- 면역 관용
- 장내 유익균 향상
- 손상되지 않은 내장 장벽

스트레스 받는 장- 뇌축

- 인지기능저하, 우울증, 불안
- 면역 활성화
- 디스바이오시스
- 내장 장벽 기능 부전

건강한 장-뇌 축과 스트레스 받는 장-뇌 축 비교

도와줍니다. 수술을 통해 담낭을 절제한 분이나 췌장 일부를 제거한 분들의 경우에는 장신경계가 정상화되기까지 많은 시간이 필요합니다.

일반적으로 신경은 한 번 절단되면 재생이 안 되는 것으로 알려져 있지만 그렇지 않습니다. 다른 세포에 비해 재생 속도가 느릴 뿐 꾸준한 재활을 통해 회복이 가능합니다. 절단된 신경이 서로 연락해서 다시 연결되기까지는 보통 1년 넘는 시간이 필요합니다. 그때까지는 외부에서 담즙액이나 췌장 효소 같은 보조제의 도움을 받고, 꾸준히 부교감신경을 향상시키는 노력을 해야 장신경계를 정상화할 수 있습니다.

장신경계를 손상시키는 요인들

제2의 뇌라고 부를 만큼 중요한 장신경계가 망가져서 내원한 환자들의 경우, 그 원인은 무엇이고 그에 따른 치료 방법은 무엇인지 알아보겠습니다.

뮤신 기능 이상 장 상피세포를 보호하는 당단백질 성분의 물리적 장벽을 뮤신(장 점액층)이라고 하는데, 이는 장 점막세포의 염증을 억제하는 보호막 기능을 할 뿐 아니라, 세포 내부로 시그널을 전달하고, 영양소를 흡수할 수 있게 하고, 이물질과 세균의 침투를 억제하는 중요한 기능을 합니다. 이러한 장 점액층의 두께가 얇아지거나 조성이 바뀌면 염증 반응과 함께 이물질이 장 점막층을 뚫고 들어와 면역반응이 발생합니다. 점액은 술잔세포goblet cell에서 만들어지며, 이 술잔세포는 줄기세포에서 분화해 2~3일 정도 시간이 흘러야 성숙됩니다. 소장에만 존재하는 파네스세포paneth cell는 항균 펩타이드antimicrobial peptide를 분비해 소장 내 세균의 증식을 억제합니다.

소장 내 세균 과잉 증식 소장에서는 세균 증식이 이뤄져서는 안 되는 것이 정상입니다. 그런데 장신경계 이상으로 소장-대장 괄약근이 느슨해지면서 대장에 있던 세균이 소장으로 이주해 증식이 일어나면, 소장 점막의 점액층에 변화가 발생하고 증식한 세균에서 나오는 독소가 장 점막을 자극해 염증 반응을 일으킵니다. 단순하게 생각하면 세균의 과증식이기 때문에 항생제를 이용한 제균 치료를 처방할 수 있으나, 그것만으로는 장신경계가 정상으로 돌아오지 않기 때문에 종종 재발하는 경우가 많습니다. 항생제 사용은 상황에 따라 선택해야 하며, 우선적으로는 환자의 장신경계 회복을 위한 노력이 필요합니다.

자율신경 불균형　장신경계가 스스로 작용을 한다고는 해도 주된 조절은 중추신경계에서 나오는 부교감신경과 교감신경이 맡고 있습니다. 그렇기 때문에 부교감신경과 교감신경의 밸런스를 잡아줘야 합니다. 자율신경의 기능을 향상시키는 방법은 3장 '장-뇌 축을 정상화하는 법'에 상세히 한 번 더 강조해 정리했습니다.

아세틸콜린 부족　부교감신경의 말단에서 분비하는 신경전달물질인 아세틸콜린은 장 점막세포에서 점액을 분비되게 도와주며, 장운동을 촉진하는 역할을 합니다. 아세틸콜린acetylcholine은 탄수화물과 지방산의 대사로 생성된 아세틸조효소Aacetyl-coenzyme A와 콜린choline의 결합으로 형성되는데, 이를 촉진하는 데 꼭 필요한 영양소가 비타민B1과 콜린입니다. 따라서 비타민B1과 콜린이 풍부하게 들어 있는 동물 복지 달걀노른자, 유기농 돼지고기, 익힌 자연산 연어 및 강낭콩 등의 섭취를 추천합니다.

세로토닌 결핍　아세틸콜린 분비를 촉진해 장의 연동운동을 도와주는 세로토닌serotonin은 90% 이상이 장에서 만들어집니다. 세로토닌 결핍은 전구물질인 트립토판tryptophan의 부족 때문일 수도 있으나, 중간 조효소 역할을 하는 비타민C, 비타민B6, 비타민B9 그리고 마그네슘의 부족과도 관련이 있습니다.

비타민 SNPs 검사에서 비타민B군의 활성화 유전자에 변이가 있는 경우에는 비타민B6, 비타민B9을 아무리 복용하더라도 몸속에서 활성 형태인 P5PPyridoxal 5 Phosphate, 메틸 엽산methyl-folate으로 만들 수 없기 때문에 세로토닌 결핍 증상이 나타날 수 있습니다. 이런 분들은 활성형 비타민B군과 지용성비타민C를 섭취하길 권합니다.

트립토판은 필수아미노산으로 식물성보다는 동물성 식재료에 풍부한 편입니다. 칠면조, 닭 가슴살, 쇠고기, 돼지고기, 연어 등에 풍부하며 한국인이 좋아하는 두부에도 많이 함유되어 있습니다. 트립토판이 아무리 풍부해도 장에서 염증 반응이 진행되면 트립토판을 통해 세로토닌을 만들기보다는 염증물질인 키누레닌kynurenine이 생성됩니다. 그리고 이 키누레닌은 혈액을 타고 뇌로 올라가 혈액-뇌 장벽을 통과해 뇌 속에 신경 염증 반응을 일으킵니다. 유기산 검사에서 키누레닌이 증가한 환자 중에 우울증, 불면, 두통 등의 증상을 호소하는 분이 많은 이유입니다.

장내 세균 불균형을
바로잡는
3가지 솔루션

———— 예방

장관 내 세균의 종류와 분포가 균형을 이루지 못하기 때문에 발생하는 질환을 '장내 세균 불균형'이라고 부릅니다. 장내 세균 불균형이 있는 환자들의 가장 흔한 증상으로는 복통, 트림, 가스, 복부 팽만감과 함께 변비, 설사 등이 있습니다. 이런 증상이 없어도 장내 세균 불균형은 생길 수 있습니다. 기능의학적 관점에서 불안·우울·불면 같은 정신적 증상, 루푸스병·베체트병·편평태선·건선·다발성경화증 같은 자가면역질환, 만성두드러기·피부발진·여드름·소양증 같은 피부 질환이 장내 세균 불균형과 관련이 있습니다.

과거에 비해 이런 장내 세균 불균형 환자들이 많아지는 이유는 아마도 우리의 식습관 변화가 가장 큰 것 같습니다. 유익균이 좋아하는 음식보다 유해균이 좋아하는 음식을 주로 먹다 보니 장내 세균 분포가 불균형에 빠지는 것입니다. 그렇기 때문에 대부분의 기능의학자가 환자들에게 늘 조언하는 것이 바로 식단 관리입니다. 어떤 음식을 먹는 게 좋은지, 어떤 음식은 피하는 게 좋은지 안내하는 것이 기능의학 진료의 시작이라고 해도 과언이 아닙니다.

기능의학 검사를 통해 개인별 맞춤 식단 관리를 받고, 장내 세균 불균형 치료를 받아 호전되는 분이 많이 있지만, 간혹 치료 후에 재발하는 경우도 있습니다. 같은 치료를 받았는데 누구는 좋은 상태를 유지하고 누구는 재발하는 이유는 무엇일까요? 기능의학자의 눈으로 볼 때 여기에는 우리가 흔히 간과하는 3가지 원인이 있습니다.

항생제 남용 보통 병원에서 처방하는 항생제만 생각하기 쉬운데, 우리가 먹는 먹거리에도 항생제가 적지 않습니다. 특히 축산물(소, 돼지, 오리, 닭)에 사용하는 항생제는 우리의 상상을 초월합니다. 육류에 축적된 항생제를 섭취할 경우, 그 영향은 우리 몸에 그대로 나타납니다. 그 대표적 영향이 항생제 내성과 장내 세균 불균형입니다. 따라서 가급적이면 GMO 사료를 먹이지 않고 항생제를 사용하지 않은 육류를 선택해야 합니다.

구강 세균 인체에 있는 미생물 수는 인간 체세포의 수보다 많다고 합니다. 그중 많은 부분을 차지하는 곳이 바로 구강입니다. 위장 기능이 떨어진 어르신들의 구강 위생은 특히 위험합니다. 세균이 정맥을 타고 뇌로 들어갈 수 있으며, 위산이 부족해 위장에서 제균 과정을 거치지 못하기 때문에 장내 세균 불균형을 일으키는 원인이 되기도 합니다. 앞서 언급한 오일 풀링이 구강 세균 관리에 가장 손쉽고 좋은 방법입니다.

음식 조리 시간　한국인의 식탁에는 국과 찌개가 빠지면 왠지 허전합니다. 국과 찌개는 처음 조리할 때 보통 식재료를 넣고 충분히 끓입니다. 그렇게 한 번 먹은 다음에는 냉장고에 두었다가 다시 끓여 먹는 경우가 많죠. 그런데 이때는 이미 익힌 음식이다 보니 1분도 채 끓이지 않습니다. 당연히 온갖 미생물도 함께 섭취하는 셈이죠.

우리가 먹는 음식 속에는 영양소만 있는 게 아닙니다. 여러 미생물도 같이 있죠. 누구든 음식 속 미생물을 먹고 산다는 얘깁니다. 그렇게 섭취한 미생물은 대부분 위장에서 분비하는 위산에 의해 사멸합니다. 하지만 위산이 부족한 사람의 경우에는 사멸되지 않은 미생물이 소화되지 않은 음식과 함께 소장과 대장으로 넘어가 장내 세균 불균형의 원인이 될 수도 있습니다.

공기 중에는 여러 미생물이 존재합니다. 세균뿐만 아니라 곰팡이도 흔하죠. 한 번 끓였다고 해도 미생물은 언제든 증식할 수 있습니다. 그렇기 때문에 다시 먹을 때는 끓는점에서 최소 7분 이상은 더 끓여야 합니다. 어르신들은 조리 시간을 맞추기 힘들기 때문에 타이머가 유용합니다. 타이머를 7분에 맞춰놓고, 국이 끓기 시작하면 눌러서 그때부터 시간을 측정합니다. 당연히 오래 끓이면 짜지기 때문에 물을 보충해줘야겠죠.

장 건강에 좋은
한국 전통 음식
———— 장내 미생물

식사할 때 우리는 음식 속 영양소뿐만 아니라 여러 미생물도 같이 먹습니다. 각 나라마다 음식의 종류가 다르듯 먹는 미생물의 종류도 다릅니다. 그렇다 보니 국가별 장내 미생물의 종류 또한 다양하죠. 미생물 중에는 건강에 좋은 영향을 미치는 것도 있고, 질병을 유발하는 것도 있습니다. 어떤 미생물이 좋은지 나쁜지보다 중요한 것은 얼마나 다양한 미생물이 조화를 이루고 있는지 여부입니다.

사람의 몸에서 가장 많은 미생물이 존재하는 곳은 장입니다. 장내 미생물의 수가 사람의 체세포 수보다 많으니까요. 많은 과학자의 연구에 따르면, 장내 미생물이 우리의 몸을 조절한다고 합니다.

세계 곳곳의 장수 마을을 찾아가서 그곳 주민들이 먹는 음식을 소개하는 TV 프로그램도 있는데, 누구나 그렇게 먹는다고 장수하는 것은 아닙니다. 앞서 언급했듯 나라마다 전통적으로 내려오는 먹거리가 다르고, 당연히 장내 미생물도 다르기 때문입니다. 이웃 나라 일본인의 장내 미생물과 한국인의 장내 미생물이 다릅니다. 따라서 무엇이 더 좋다고 말할 수 있는 게 아닙니다. 나라마다 자국 민에게 좋은 식재료를 통한 미생물 관리가 중요하다는 뜻입니다.

제가 환자들에게 장 건강을 위해 추천하는 식단 3가지는 청국장, 물김치, 막걸리입니다. 한국은 전통적으로 콩을 이용한 음식 문화가 발달했습니다. 대표적인 음식이 된장과 간장이며, 여기서 파생한 것 이 청국장입니다. 모든 식재료가 그렇듯 콩에도 좋은 성분과 나쁜 성분이 혼합되어 있습니다. 콩 껍질에는 피트산phytate과 렉틴lectin 같은 사람이 소화하기 힘든 성분이 있습니다. 그러나 이 성분은 가 열하거나 발효 과정에서 많이 줄어들기 때문에 대부분의 사람은 청 국장을 먹으면 속이 편하다고 합니다. 콩을 삶아 발효시키는 과정 에서 유익균이 나오는데, 그걸 다시 끓여 먹으면 균주가 죽는 것 아 니냐고 걱정하는 분들이 간혹 있습니다. 하지만 그렇지 않습니다. 100°C에서 10분 이내로 가열하면 균이 죽지 않기 때문입니다. 청 국장에는 유익균 외에 발효 과정에서 비타민K2가 많이 발생합니 다. 비타민K2 역시 가열한다고 해서 사라지지 않습니다.

장이 좋지 않은 사람은 김치를 잘 못 먹는 경향이 있습니다. 고춧 가루 때문에 맵기도 하고, 젓갈류가 들어가 자극적이기 때문이죠.

김치 유산균 같은 좋은 미생물이 있는데도 먹으면 속이 불편한 이유입니다. 그러나 물김치는 맵지도 않고 자극적이지도 않죠. 그래서 저는 환자들에게 주로 물김치를 추천합니다. 조리 방법에 따라 적당히 발효시킨 물김치는 새콤한 맛 덕분에 식전에 먹으면 위산 분비를 촉진하고 입맛을 돋우는 역할도 합니다.

전통 막걸리는 발효할 때 누룩을 사용합니다. 발효 과정에서 여러 미생물이 번식하는데, 이때 효모균도 발생합니다. 한국인에게 장내 미생물의 불균형을 일으키고 나쁜 장 환경을 만드는 유해균의 대표 주자가 클로스트리디움 디피실clostridium difficile인데, 이 균과 길항해서 장을 건강하게 만드는 데 도움을 주이 것이 효모균입니다. 좋은 막걸리는 단맛을 내기 위해 인공 감미료나 유당(우유 성분)을 사용하지 않습니다. 하지만 먹었을 때 큰 불편함이 없다면 마트에서 쉽게 구할 수 있는 것도 괜찮다고 봅니다. 우리가 막걸리를 통해 얻고자 하는 유익은 막걸리 속에 있는 효모균입니다.

문제는 발효 과정에서 발생하는 알코올입니다. 좋은 효모균을 먹으면서 알코올 섭취를 피하려면 한 가지 과정이 필요합니다. 약불에 중탕하듯 다려서 알코올을 날려버리는 것입니다. 막걸리의 양에 따라 다르겠지만, 1L 기준으로 한 시간가량 약불로 가열해서 어느 정도 알코올이 날아갔을 때 먹어보고 본인 취향에 따라서 농도를 조절하면 됩니다. 주의할 점은 끓여서는 안 된다는 겁니다. 효모균을 죽일 게 아니라면 말입니다. 알코올이 날아간 막걸리를 냉장고에 넣어 시원하게 보관하고, 하루에 소주잔으로 한 잔 정도 복용하는 걸 추천합니다.

장-뇌 축을
정상화하는 법
———— 관리

장-뇌 축을 건강하게 관리하기 위해 필요한 생활 속 꿀팁들을 몇 가지 정리해보겠습니다.

자율신경 신경 계통의 축을 정상화하는 데 도움을 주는 방법으로 부교감신경의 기능을 향상시키는 붕어 운동과 귓바퀴 안쪽 마사지, 올빼미 운동, 얼음물 세수, 경동맥 마사지, 노래 부르기, 단전호흡(명상), 맨발 걷기를 추천합니다. 자율신경은 교감신경과 부교감신경이 균형을 이루어야 하는데, 현대인은 대부분 부교감신경보다는 교감신경의 항진으로 인한 문제를 갖고 있습니다. 부교감신경의 기능을 향상시키는 운동은 자연적으로 교감신경을 낮추는 역할을 합니다. 자율신경계 검사를 해보면 만성 스트레스에 시달리는 사람은 교감신경이 떨어져 있는데, 임상적으로는 그 증상이 훨씬 심한 것을

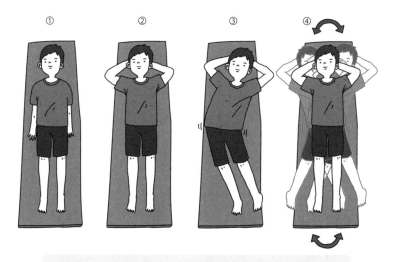

① 딱딱한 바닥에 누워 몸을 쭉 펴고, 발끝을 당겨 수직으로 세웁니다.
② 양손은 깍지를 목 뒤로 넣고, 팔꿈치는 바닥에 댑니다.
③ 목, 발뒤꿈치를 고정하고, 엉덩이를 들어 올려 붕어가 헤엄치듯 몸을 좌우로 흔듭니다.
④ 처음에는 천천히 하고, 숙달되면 속도를 냅니다.
※ 엉덩이가 불편하신 분은 쿠션을 엉덩이에 깔고 해보세요.

붕어 운동법

종종 볼 수 있습니다. 이런 경우 병원에서는 성상신경절차단술sGB과 함께 교감신경 포착점 주사sNEPI를 처방하는 편입니다. 병원을 방문하기 힘든 분들은 제가 추천하는 붕어 운동 등을 집에서 꾸준히 하면 효과가 있을 겁니다.

장내 미생물 한국인의 장내 미생물 균형을 위해 제가 추천하는 식단은 물김치, 청국장, 막걸리입니다. 장내 세로토닌 생성의 원료인 트립토판 공급원,

즉 달걀노른자와 닭 가슴살 또는 익힌 자연산 연어도 좋습니다. 단, 음식 항원 검사에서 달걀 알레르기가 있다면 섭취를 자제해야 하며, 무엇보다 기능의학자와 상의해 각자에게 맞는 식단 관리가 필요합니다.

··· 추천 식단

- 물김치
- 청국장(1주 1회 이상) 또는 낫토 하루 1~2회 50g
- 막걸리 달인 물(소주잔으로 1잔 정도, 하루 1회)
- 달걀노른자와 닭 가슴살 50g 또는 익힌 자연산 연어 50g
- 라드유(돼지기름)로 요리

··· 음식 준비 관리: 모든 음식(특히 국, 찌개)은 7분 이상 충분한 조리 시간을 유지해 음식물 속 미생물 섭취를 최대한 줄여야 합니다. 청국장의 경우 7~10분 정도 가열해도 유익균이 죽지 않습니다. 밑반찬은 7일 이상 보관하지 않길 권합니다.

··· 구강 위생 관리: 하루 2회(잠에 들기 전에 한 번, 아침에 일어나서 한 번) 10분 이상 MCT 오일 또는 코코넛 오일을 이용한 오일 풀링을 추천합니다.

헬리코박터균 위장이 헬리코박터균에 감염되었다면 아무리 소장과 대장을 치료하더라도 재발할 확률이 높습니다. 우선 검사를 통해 위장의 기능을 확인하고 적절한 치료를 한 후 소장과 대장을 다스리는 것이 장내 세균 불균형을 예방하는 좋은 방법입니다. 헬리코박터균에 감염되지 않았다는 가정하에 위장의 기능을 향상시키는 방법으로 100번 씹어 삼키기와 식사할 때 식초 물(200ml 생수에 식초 1티스푼) 마시기를 추천합니다.

소장 내 세균 밸런스 병원에서는 보통 세균의 수를 줄이기 위해 항생제를 사용합니다. 가장 손쉽고 효과적인 방법이지만, 문제는 항생제를 사용해도 유해균이 모두 죽는 것은 아니고, 유익균도 같이 죽는다는 것입니다. 게다가 유해균을 없애더라도 재발하기 십상입니다.

세균의 증식은 단 하루 만에도 일어날 수 있습니다. 그렇기 때문에 장내 세균의 균형을 어떻게 유지하는지가 중요합니다. 항생제에도 유해균이 죽지 않는 이유는 세균의 생물막 때문입니다. 세균들끼리 서로 뭉쳐서 생물막을 형성하면 아무리 항생제를 사용해도 완전 제균은 불가능합니다. 오히려 일정 기간 항생제를 사용한 후에는 더 빨리 증식하는 걸 볼 수 있습니다.

이러한 생물막을 제거하기 위해 기능의학자는 천연 항생 물질인 허브 오일을 사용합니다. 바이오시딘biocidin에는 수십 종의 다양한 허브 오일이 함유되어 있습니다. 이와 함께 GI 디톡스를 사용하기도 하는데, 여기에는 식용 숯이 들어 있어 장내 유해균과 독성 물질을 흡착해 장외로 배출하는 데 도움을 줍니다. 베르베린 역시 위장 내 헬리코박터균, 소장과 대장의 유해균 증식을 억제하는 효과가 있습니다. 엑스트라버진 올리브 오일에는 다양한 폴리페놀 성분이 있어 장내 세균에 대한 자연 항생제 역할을 합니다. 이렇게 자연약초 성분을 이용한 장내 세균 치료가 시간은 좀 더 걸릴지 모르지만, 재발률을 낮추고 장내 정상 세균의 균형을 맞추는 더 현명한 방법이라고 생각합니다.

··· 허브 치료 가이드(4~12주)

- 바이오시딘: 공복에 또는 소량의 간식과 함께 하루 3회 섭취. 편평태선 (피부와 점막에 특징적인 구진과 가려움증을 동반하는 염증성 피부 질환)일 경우 리퀴드로 구매

- GI 디톡스: 취침 전 또는 공복에 하루 1회

- 다이제스트자임(소화효소제): 식사 때마다 1정씩

- 베르베린: 하루 3정

- 오레가노 오일 1방울 + 엑스트라버진 올리브 오일: 식후에 1티스푼씩 하루 2회

식단 채소를 먹으면 오히려 장에 가스가 더 심하게 차고 설사가 생겨 힘들어하는 분이 있습니다. 무조건적으로 식이섬유가 풍부한 식단이 좋은 건 아닙니다. 환자의 장 상태에 따라 다릅니다. 비건 식단을 고집하는 사람은 육식과 채식을 같이 하는 사람에 비해 아세틸콜린 합성 능력이 떨어질 수밖에 없습니다. 이런 사람은 반드시 활성형 비타민B1을 영양 보조제로 섭취하고, 소장과 대장에서 단쇄 지방산을 만들어주는 유익균의 비율을 잘 유지해야 합니다. 그러기 위해서는 유익균의 먹이인 식이섬유가 풍부한 채소를 볶을 때 라드유를 사용하는 것이 좋습니다. 부티라트butyrate를 많이 함유한 버터(유지방)를 섭취하는 것도 도움이 됩니다.

··· FODMAP 식단 관리: 0~6주 동안 저 FODMAP 식품 위주로 식사하고, 6~8주 기간에는 저 FODMAP 식품 위주로 먹되 고 FODMAP 식품을 식

저 FODMAP(권장)		고 FODMAP(제한)
흰쌀, 쌀국수	곡류	보리, 호밀, 잡곡류
바나나, 오렌지, 딸기, 포도, 블루베리, 키위	과일	사과, 배, 수박, 복숭아
고구마, 감자, 토마토, 호박	채소	마늘, 양파, 양배추, 아스파라거스
유당 제거 우유	유제품	우유, 치즈, 아이스크림
붉은색 육류, 올리브 오일	기타	콩류(두부 제외), 꿀, 액상 과당(콜라)

FODMAP 권장 및 제한 식품

단에 하나씩 추가합니다. 8주 이후부터는 전문가와 상담을 나눈 후 평소 식단대로 다시 먹어도 되는지 결정하길 권합니다.

4장

망가진 면역 체계를 회복해야 한다

: 기능의학이 안내하는 질환별 관리

기능의학자를 찾는 질병군으로는 자가면역질환이 가장 많습니다. 아마도 자가면역질환은 원인을 알 수 없는 경우가 대부분이고, 약물 치료에 반응이 적은 데다 부작용이 걱정스럽고, 잦은 재발을 경험하기 때문일 겁니다.

원인을 알 수 없기 때문에 주류 의학에서는 증상 치료에 의존할 수밖에 없습니다. 증상 치료가 무조건 잘못되었다고 말하는 것은 아닙니다. 증상 치료에만 집중하다 보면 재발 문제를 해결할 수 없다고 이야기하고 싶은 겁니다. 기능의학자들의 관심은 아직 밝혀지지 않은 병의 원인을 찾아서 좀 더 근원적인 치료를 함으로써 재발을 막는 데 있습니다. 여기서는 질환별 기능의학적 접근법을 살펴보도록 하겠습니다.

공격받는
모낭세포와 색소세포
———— 원형탈모·백반증

원형탈모란 모발이 동전 모양으로 빠져나가는 병인데, 특별히 불편한 증상은 없지만 외관상 문제로 병원을 방문하는 경우가 대부분입니다. 남성형 탈모나 여성형 탈모와 다르게 원형탈모의 발현 기전은 보통 자가면역질환과 유사하게 면역 시스템의 과잉 때문입니다. 과잉 발현된 면역이 체모體毛의 모근세포를 공격해 그 부위의 털이 빠지는 거죠. 털이 빠질 때의 특징은 공격받은 곳의 모든 모근세포가 손상을 입어 동공화되는 것입니다.

간혹 모발의 밀도가 부분적으로 감소한 것을 원형탈모로 오인해 병원을 찾는 사람도 있습니다. 그러나 면역의 공격에 의한 탈모는 마치 폭탄을 맞은 듯 일정 구역 전체의 털이 빠집니다. 면역 시스템의 공격이 맹렬할 때에는 머리카락 전체가 빠지는 전두 탈모로 진

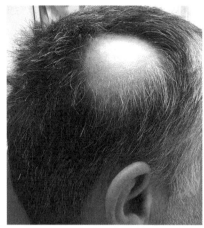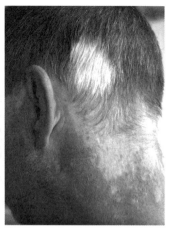

원형탈모와 백반증

행되기도 하며, 이런 경우에는 예후가 매우 좋지 않습니다.

동양인의 경우 체모가 얇고 눈에 잘 띄지 않아서 체부의 솜털이 빠지는 걸 잘 구별할 수 없지만 눈썹, 음모, 머리털, 수염 등의 부위는 눈에 잘 띄어 심각한 스트레스를 동반합니다.

백반증의 발생 기전도 원형탈모와 비슷합니다. 면역세포가 자신의 모낭을 공격해서 털이 빠지게 하는 게 원형탈모라면, 면역세포가 자신의 멜라닌 세포(색소세포)를 공격해서 색소를 사라지게 하는 병이 백반증입니다. 다시 한번 정리하면, 면역세포가 어떤 기전에 의해 과잉 상태로 변해 자신의 모낭세포를 공격하면 원형탈모로, 자신의 색소세포를 공격하면 백반증으로 진행되는 것입니다.

아직까지는 원형탈모나 백반증의 발병 원인에 대해 확실하게 밝혀진 것은 없습니다. 많은 환자를 치료해본 제 경험으로는 여느 자가면역질환의 발병 기전과 유사하게 오염 물질 노출과 장 누수에 의한 영양소 결핍이 주요 원인으로 보입니다.

외부 오염 물질　샴푸, 입욕제 등에는 수많은 첨가물이 들어 있습니다. 이런 것을 오랫동안 사용하다 보면 환경호르몬 같은 오염원에 노출되고 면역의 교란이 일어나 자가면역질환이 발생할 수 있습니다. 기본적으로 자신의 몸이 면역 교란 물질에 어느 정도 노출되어 있는지 확인하는 검사법이 있습니다. 이런 검사를 통해 가급적 그런 원인 물질을 피하고, 이미 몸에 들어온 것은 가능한 한 빨리 몸 밖으로 배출하는 치료가 필요합니다. 샴푸, 입욕제, 보습제 등은 각종 첨가물이 많이 포함되지 않은 것을 고르는 게 좋고요. 지금 자신이 사용하는 제품이 인체에 유해한지 여부는 소변 검사로 환경호르몬의 양을 측정해서 확인할 수 있습니다.

영양소 결핍　많은 영양소 중 철, 비타민A, 비타민E, 비타민D, 엽산, 아연 등의 결핍이 원형탈모 발병에 중요한 역할을 하는 것 같습니다. 철분 결핍은 남성보다는 여성, 성인보다는 성장기 소아에게 흔합니다. 그렇기 때문에 원형탈모도 남성보다는 여성, 성인보다는 소아에게서 더 자주 볼 수 있습니다. 보통 지용성비타민을 과량 복용하면 체내에 쌓여 위험하다는 편견을 갖고 있습니다. 그래서 비타민이 결핍되었음에도 섭취를 꺼리는 경우가 종종 있죠. 이는 세계보건기구가 1940년대에 설정해놓은 하루 권장량을 마치 절대적 기준인 것처럼 생각하기 때문입니다. 하지만 세상이 많이 변했습니다. 더욱이 요즘같이 오염된 세상에서는 유전자 변이가 점점 심해져 우리가 먹은 기본형 비타민이 몸속에서 활성 형태로 변화하는 데 어려움이 많습니다.

기능의학 병원에서는 개인별 비타민 SNPs 검사를 통해 부족한 영양소를 찾고, 그걸 보충하는 치료를 하고 있습니다. 비타민A, 비타민D, 엽산 등은 반드시 검사를 통해 활성형 유전자 변이가 있는지 확인한 후 자신에게 맞는 영양제를 처방받길 권합니다.

비타민D　많은 비타민 중에서 제가 가장 많이 강조하는 것이 비타민D입니다. 계절 변화에 따른 원형탈모 발현 정도를 연구해보면, 비타민D 합성이 줄어드는 겨울철에 유병률이 더 높은 걸 알 수 있습니다. 비타민D가 원형탈모에 중요한 역할을 한다는 뜻입니다.

일반적으로는 혈중 비타민D 레벨 40~60ng/ml를 정상 수치로 판단하지만, 자가면역질환 환자의 경우 100ng/ml 이상을 권고합니다. 과거 검사법이 발달하기 전에는 단순히 혈중 레벨을 높이는 치료를 했는데, 최근에는 검사를 통해 개인별 맞춤 비타민D 레벨을 찾아 좀 더 정밀하게 관리할 수 있습니다. 여러분이 영양제로 구입하거나 병원에서 맞는 주사제의 비타민D는 저장 형태의 비타민D(D3)입니다. 이 저장형 비타민D는 신장에서 활성형 비타민D로 바뀌어 우리 몸에 쓰입니다. 그런데 활성 형태의 비타민D는 불안정해서 자주 변하기 때문에 혈액검사를 통해서는 판독할 방법이 없습니다. 그래서 저장 형태의 비타민D로 검사하는데, 이 저장형 비타민D 레벨이 아무리 높아도 활성형으로 바뀌지 않으면 비타민D 결핍 증상이 나타납니다. 따라서 저장형 비타민D를 활성형으로 바꿔주는 효소의 유전자 변이가 있는지 검사를 통해 확인한 후 그에 맞는 비타민D를 복용하는 것이 중요합니다.

혈소판 농축 혈장액 치료 혈소판 풍부 혈장PRP, platelet rich plasma을 이용한 병변 내 주사 치료는 정확한 기전을 알 수는 없지만 원형탈모에 효과가 있으나 백반증은 오히려 악화시키는 경향이 있습니다. 그래서 기능의학적 치료에 반응이 적은 원형탈모 환자의 경우는 자신의 혈액 속 혈소판을 농축해서 병변에 투여하는 치료를 하기도 하지만, 백반증 환자의 경우에는 이를 추천하지 않습니다. 혈소판 풍부 혈장의 병변 내 투여는 모든 원형탈모 환자들에게 필요하지 않으며, 최소 6개월 이상의 기본적인 치료에 반응하지 않는 악성 원형탈모의 경우에 고려해볼 수 있습니다.

식단 관리 지연성 음식 항원 검사(IgG4 검사, 한국인이 주로 섭취하는 90종의 음식에 대해 지연형 과민 반응을 일으키는 IgG4 항체를 진단)에서 글루텐 반응이 높게 나온 환자는 식단을 글루텐 프리로 바꾸고 나서 효과를 보는 경우가 있습니다. 글루텐은 곡물을 가공해 가루로 만들고 거기에 물을 첨가해 치대는 과정에서 만들어지는 성분입니다. 쌀보다는 밀에 더 많이 포함되어 있기 때문에 보통은 밀가루 섭취를 제한하죠. 하지만 쌀로 만든 인절미 같은 떡에도 글루텐 성분이 있기 때문에 철저한 글루텐 프리 식단을 유지하기 위해서는 가급적 이런 식품도 제한해야 합니다.

주류 의학적 치료법 병원에서는 원형탈모에 보통 스테로이드 주사를 투여하는 편입니다. 하지만 스테로이드는 면역의 공격을 막아주는 역할만 할 뿐 직접적으로 모발이 자라게 하는 기능은 없습니다. 2~3개월의 스테로이드 주사 치료에도 원형탈모에 별다른 반응이 없거나, 자주 증세가 반복되는 환자의 경우에는 검사를 통해 그 이유를 찾는 것이 좀 더 근원적인 접근법입니다. 그 외에 추가적으로 사용해볼 수 있는 약물에는 3~5% 미녹시딜 성분의 국소 도포제, 경구제가 있는데 이것 역시 근원 치료보다는 증상 치료에 가깝습니다.

면역 교란으로
스스로를 공격하다
———— 구강편평태선

구강편평태선(구강 내막에 장기적 통증을 일으키는 일반적 질환)을 유발하는 병인에 대해서는 아직도 정확하게 밝혀진 것이 없습니다. 지금까지 유추하는 원인으로는 세균이나 바이러스 감염, 예방접종, 중금속(수은) 중독, 장기간 복용한 약물 등에 의한 자가면역 기전의 발현 정도입니다.

면역의 교란으로 자신을 보호해야 하는 면역이 스스로를 공격하는 자가면역질환 중 구강 점막에 발생하는 대표적인 것이 구강편평태선입니다. 구강 점막이 아닌 피부에도 발생할 수 있는데, 육안으로는 건선과 유사한 병변 형태를 보입니다.

딱딱한 음식을 저작할 때 점막 손상이 발생할 수 있는데, 피부 조직과 달리 구강 점막은 재생 속도가 아주 빠르기 때문에 보통은 이

틀 정도만 지나면 정상으로 회복됩니다. 그런데 구강편평태선 환자는 점막의 태선화로 인해 재생 속도가 너무 느리고, 점막이 약해져 걸핏하면 손상을 입는 악순환이 벌어집니다. 그렇게 손상과 재생이 반복되는 동안 이상 조직의 발현으로 암 발생 확률이 점점 높아지죠.

대부분의 주류 의학에서 치료제로 사용하는 것은 여느 자가면역 질환에서처럼 스테로이드와 면역억제제 정도입니다. 이런 약물은 사용할 때는 일시적으로 호전을 보이지만, 자가면역을 일으킨 주요 원인을 해결하지 못하기 때문에 반드시 재발합니다.

기능의학적으로 구강편평태선을 치료한다는 것은 자가면역의 주요 원인을 찾아 그걸 해결하려 노력한다는 뜻입니다. 이와 관련해 제가 관심 있게 바라보는 항목은 다음과 같습니다.

점막 관리 세균 증식도 병의 진행에 영향을 미치기 때문에 구강 내 세균 수를 줄이는 위생 관리가 필요합니다. 제가 가장 추천하는 방법은 오일 풀링입니다. 밤에 잠자리에 들기 전, 아침에 일어났을 때 각 1회씩 하면 좋습니다. 어떤 오일이든 크게 상관은 없으나 점막을 자극하지 않는 코코넛 오일을 권합니다. 오일 풀링과 함께 구강 세균의 증식을 억제하고 바이오필름을 제거해주는 '바이오시딘 리퀴드'도 사용해보세요. 액상이라 입속에 한 방울씩 떨어뜨려 머금고 있다가 삼키면 됩니다. 허브 성분의 파이토케미컬에 의한 항균 작용이 탁월합니다.

영양제 점막 재생에 간접적 도움을 주는 영양제로 글루타민glutamine을 추천합니다. 글루타민은 구강부터 위장, 소장, 대장까지 모든 장관 질환에 적용할 수 있는 영양제로서 장 점막 재생의 기본 원료로 쓰인다고 보면 됩니다.

염증을 억제하고, 점막세포의 분화와 증식을 도와주며, 면역 시스템을 조절하는 비타민D도 중요합니다. 비타민D는 기본적으로 혈중 레벨 100ng/ml 이상을 유지해야 하며, PTH 검사를 통해 좀 더 세밀하게 관리할 수 있습니다. 비타민D SNPs가 있을 경우에는 상황에 따라 저장형 비타민D 외에 활성형 비타민D를 복용하는 경우도 있습니다.

태반 주사로 알려진 라이넥은 간 기능 개선 목적으로 식약처 허가를 받았는데, 오프라벨 약물 치료 개념으로 편평태선 병변에 직접 주입하면 급성기 환자의 심한 증상을 완화하는 데 도움을 줄 수 있습니다. 스테로이드나 면역억제제 사용에 비해 부작용이 훨씬 적고 효과적이라고 생각합니다.

식단 관리 점막을 자극하는 고추, 페페론치노, 생마늘과 산성 음식인 파인애플, 키위, 토마토, 오렌지 같은 음식을 피해야 합니다. 편평태선 환자를 치료하다 보면 처음에는 못 먹던 음식을 병변이 호전되고 나서 잘 먹는 것을 볼 수 있습니다. 그래서 저는 검사 결과 특별히 자가면역을 유발할 만한 식재료를 제외하고는 힘들 때는 제한하고 점차 호전되면 먹어도 좋다고 말씀드립니다. 자극적인 식재료가 편평태선의 원인은 아니기 때문입니다.

중금속 배출 중금속 배출의 필요성에 대해서는 저의 첫 저서 《기능의학을 알면 건강이 보인다》에서도 거듭 강조했습니다. 편평태선의 경우 역시 중금속 노출이 중요한 원인이기 때문에 치료의 중점을 중금속 체외 배출에 두어야 합니다. 그리고 배출에 앞서 해당 중금속의 노출 요인을 피하는 노력이 필요합니다. 중금속마다 노출 요인이 다르기 때문에 검사 결과를 토대로 치료 계획을 잡아야 합니다. 문제는 대부분의 환자가 자신이 그러한 중금속에 노출된 사실을 인정하지 못하고, 중금속 때문에 질병이 발생했다는 사실도 쉽게 믿지 못한다는 겁니다. 그러나 실제 환자를 치료해보면 발병의 원인이 된 중금속을 충분히 배출했을 때 호전되는 경험을 자주 합니다.

피부세포가
공격받을 때
———— 건선

    건선은 만성 피부 가려움증을 유발하는 질병입니다. 그런데 많은 건선 환자가 스테로이드 연고와 항히스타민제를 사용해 불편한 증상을 조절하는 데 만족할 뿐 그 발병 원인을 찾으려 하지는 않습니다.

    건선은 피부에 발생하는 자가면역질환입니다. T림프구가 각질을 만드는 피부세포를 공격해 각질세포의 분화가 빨라지고 두꺼워지는 질환입니다. 정상적인 각질세포가 분화하는 데 걸리는 시간은 보통 3~4주 정도인데, 면역의 공격을 받으면 각질 형성이 10배 정도 빨라져 병변 부위가 두껍게 변화합니다.

    때로는 자가면역이 우리 눈에 보이지 않는 곳을 공격할 경우도 있습니다. 건선 환자 중 간혹 관절염을 호소하는 분이 있는데, 이는 면역이 피부와 함께 관절 부위를 공격할 때 나타나는 증상입니다.

아직까지는 건선이 왜 발병하는지 정확한 원인을 알 수 없지만, 대부분의 학자는 감염(세균, 바이러스), 특정 의약품의 장기간 사용, 오염 물질 노출(중금속, POPs, 음식 첨가물), 음식 항원의 노출 등을 꼽고 있습니다.

이제 기능의학적 관점에서 건선 환자 치료에 대해 살펴보겠습니다.

장누수증 거의 모든 자가면역질환 환자에게 공통적으로 나타나는 것은 장내 미생물 불균형과 장-뇌 축 문제입니다. 건선 환자의 경우에도 기능의학 검사를 통해 이 부분을 확인해야 합니다.

우선 음식 항원 검사를 진행해 어떤 음식이 환자의 장 누수를 유발했는지 알아야 하는데, 제 경험상 건선 환자의 음식 항원 검사에서 70% 가까운 양성 반응을 보이는 것은 밀가루(글루텐)와 우유, 달걀입니다. 앞서 언급했듯 밀은 물론 쌀에도 글루텐이 있으므로 주의해야 합니다. 우유 알레르기는 대부분 유단백에 대한 반응이니 치즈, 요구르트 등도 신경을 써야 합니다. 단, 유지방으로 만든 버터는 괜찮습니다. 달걀은 노른자보다 흰자에 알레르기 반응률이 높기 때문에 검사 결과에 따라 노른자를 먹어도 좋습니다.

무엇보다 검사 결과에 입각해 자신에게 맞지 않는 음식을 제한하고, 무너진 장벽을 회복시키기 위한 노력이 필요합니다. 제가 기본적으로 추천하는 영양제는 글루타민, 락토페린, 아르기닌, 유산균 등이며, 허브로는 엑스트라버진 올리브 오일이나 블랙시드 오일 등을 추천합니다.

오염원 체외 배출 중금속 검사 결과 수치가 높게 나온 중금속을 체외로 배출해야 합니다. 건선을 일으키는 환경호르몬에는 프탈레이트, 파라벤, 비스페놀 등이 있는데, 검사 결과에 따라 해당 환경호르몬에 대한 노출을 회피하는 환경 관리가 필요합니다. 특별한 배출 치료를 하지 않고 2~3개월 정도의 회피 관리만으로도 환경호르몬이 사라지는 것을 경험할 수 있습니다.

… 프탈레이트: 플라스틱의 내구성을 높이는 가소제로 쓰이는데, 입욕제(샴푸, 보디워시), 보디로션, 헤어스프레이 등에도 포함되어 있습니다. 검사 결과 프탈레이트가 문제일 경우 첨가물이 없는 천연 비누나 보디로션으로 바꾸는 것만으로도 금세 정상화됩니다.

… 파라벤: 식품, 음료, 의약품, 화장품 등의 방부제로 쓰입니다. 오랫동안 병원에서 처방한 기침 시럽제를 복용한 환자도 높은 파라벤 수치를 보이곤 합니다. 단기간 사용은 큰 문제가 되지 않지만 장기간 사용하면 대사 속도보다 노출 속도가 더 빨라져 인체에 여러 문제를 일으킬 수 있습니다.

… 비스페놀: 음료수병, 일회용 컵 등에 쓰이는 플라스틱 가소제입니다. 비스페놀A가 인체에 유해하다는 게 알려진 후, 요즘 사용하는 일회용 컵에는 'BPA-free'라는 표시를 넣기도 합니다. 그러나 비스페놀A 대신 비스페놀S, 비스페놀F 등 다른 비스페놀 성분을 사용할 뿐입니다. 플라스틱을 사용하려면 뭐든 첨가해야 하기 때문입니다. 제가 치료하는 환자 중에 점심때면 늘 식사를 주문해 먹는 분이 있습니다. 주로 플라스틱 일회

용기에 담은 뜨거운 국물이 있는 음식입니다. 하루 이틀은 괜찮을지 몰라도 이런 일이 반복되면 몸속에 비스페놀이 쌓일 수밖에 없습니다. 일회용 컵에는 가급적 뜨거운 물이나 음식을 담지 말아야 합니다. 또 다른 환자로 장사 잘되는 맛집 식당 운영자가 있습니다. 카드 결제 후 발급하는 영수증을 하루에도 수백 장씩 맨손으로 만지다 보니 영수증 감열지를 통해 비스페놀에 노출된 사례였습니다.

원인을 제거하는
통합적 치료법
———— 아토피

제가 알레르기 공부를 시작한 것은 2002년경 집에 샴 고양이를 입양하고 나서의 일입니다. 샴 고양이를 키울 때는 별문제가 없었습니다. 늘 혼자 지내는 고양이가 심심할 것 같고 가족들도 고양이를 좋아해서 터키시앙고라 고양이를 하나 더 입양했습니다.

두 번째 고양이를 입양하고 얼마 지나지 않아 세 살 된 둘째 아들에게 문제가 생겼습니다. 예전에 없던 피부병이 발생한 겁니다. 약을 복용하면 호전되었다가 이내 반복되는 증상을 보였습니다. 그때까지 저는 왜 이런 일이 일어났는지 전혀 알지 못했습니다. 여러 검사를 해봤더니 고양이의 표피 항원 알레르기가 원인으로 밝혀졌습니다.

이미 가족이 되어버린 고양이를 저버릴 수는 없는 일이었죠. 결국 알레르기학회 등을 쫓아다니며 각종 치료법을 공부하던 중 특이 항원면역조절법이 있음을 알게 되었습니다. 아들에게 그 치료를 적용하고 6개월 정도 지나자 다행히 병세가 호전되어 정상인과 같은 삶을 살 수 있었습니다.

처음 특이항원면역조절법이 나왔을 때는 적용할 수 있는 증세가 그리 많지 않았습니다. 알레르기 비염, 경도의 천식, 고초열 등에만 허용되었죠. 하지만 그 후 꾸준한 연구를 통해 아토피 환자에게도 효과가 있다는 사실이 입증되었고, 현재는 많은 아토피 환자가 면역 치료의 혜택을 누리고 있습니다.

제가 지금까지 치료한 많은 알레르기 환자의 데이터를 토대로 아토피를 어떻게 통합적으로 치료하면 좋을지 말씀드리겠습니다.

회피 요법 환자마다 독특한 환경에 노출되었을 때 특정 알레르기 증상이 심해지는 걸 볼 수 있습니다. 계절적 요인으로 봄가을에 심한 환자가 있는가 하면, 여름에 심해지는 환자가 있고, 겨울에 심해지는 환자도 있습니다. 봄가을에는 주로 나무와 꽃과 같은 화분류, 여름에는 곰팡이, 겨울에는 집먼지진드기에 대한 알레르기 반응이 높습니다. 1년 내내 반응을 보일 경우에는 동물(개, 고양이) 항원, 집먼지진드기일 가능성이 높고요. 각각의 알레르기 원인을 찾았다면 가급적 그 항원에 대한 노출을 피해야 합니다. 제가 치료한 환자 중 특이한 분이 있었습니다. 호주로 유학을 갔을 때는 깨끗하게 나았던 아토피가 귀국하고 얼마 지나지 않아 재발했던 겁니다. 이렇듯 알레르기는 환경적 요인이 크게 작용합니다. 항원 회피가 불가능할 경우에는 원인 항원에 대한 면역 치료만이 유일한 해결책입니다.

특이 항원 면역 치료 회피 요법만으로 조절되지 않을 때에는 알레르기를 악화시키는 주요 원인 항원을 찾아 몸에 직접 주입하는 방식의 면역 치료가 필요합니다. 특이 항원 면역 치료는 알레르기의 근원적 치료법에 해당합니다. 정확한 검사를 기반으로 알레르기를 악화시키는 원인을 찾아내고, 그 원인에 대한 면역 조절제가 개발되어 있다면 가장 좋겠지요.

세계적으로 통용되는 면역 치료제는 영국의 벤카드Vencard, 독일의 알레르고파르마Allergopharma, 미국의 홀리스터 스티어HOLLISTER-STIER 이렇게 세 곳의 제품뿐입니다. 이들 회사의 면역 치료제에는 각기 장단점이 있지만, 그것은 의사들에게 필요한 정보이지 환자들이 알아야 할 것은 아닙니다. 그러나 가급적 같은 회사 제품으로 치료를 진행하는 것이 좋습니다. 스케줄은 기본 1주에 1~2회 치료하는 초기 요법으로 4~5개월 정도 걸리며, 그 후 1개월에 1회 치료하는 유지 요법으로 2년 6개월 정도를 잡습니다. 총 3년이 걸리니 좀 길다고 느낄 수 있지만 평생 알레르기로 고생하는 것보다는 낫겠지요. 비교적 확실한 치료법이라고 생각하기 때문에 저는 특히 젊은 환자들에게 적극 추천하는 편입니다.

식단 관리 첨가물이 들어 있는 인스턴트나 패스트푸드를 가급적 먹지 말아야 하며, 아무리 좋은 식재료라 할지라도 자신에게 알레르기 반응을 일으키는 음식은 제한하는 것이 옳습니다. 급성 알레르기 반응을 확인하는 다중 알레르기 항원 검사(MAST 검사, 한 번의 채혈로 108종의 항원에 대해 알레르기 유발 여부를 진단)에서 양성을 보이는 음식 중에는 먹어도 알레르기 반응을 일으키지 않는 것도 있습니다. 따라서 검사 결과만 가지고 음식을 제한하는 것은 옳지 않으며, 환자가 호소하는 증상과 노출에 따른 증상의 발현에 따라서 해당 음식의 섭취를 제한하는 것이 맞습니다. 그러나 IgG4 검사에서 양성 반응을 보인다면 환자가 해당 음식 섭취 시 발생하는 문제를 인지할 수 없기 때문에 당장에 그걸 제한한다고 해도 환자는 큰 차이를 느끼지 못합니다. 그럼에도 불구하고 저는 가급적 섭취 제한을 권하는 편입니다. 아토피 환자에게서 자가면역질환 환자의 검사 결과보다 더 높은 확률로 음식 항원 검사에서 양성을 보이는 것은 밀가루, 우유, 달걀입니다. 글루텐에 알레르기 반응을 보이는 환자가 몸에 좋다고 잡곡을 먹거나, 콩에 알레르기가 있는 환자가 콩밥을 먹게 되면 아토피는 더 악화할 수도 있습니다. 정확한 검사를 통해 환자 개인별 맞춤 식단 관리가 필요합니다.

피부 관리   가려워서 긁다 보면 피부 보호층이 망가지고, 손상된 피부 각질을 타고 세균, 곰팡이, 이물질 등이 들어가면 몸속에서 감염 반응이 일어납니다. 알레르기 반응 이전에 감염에 의한 면역반응이 먼저 일어나는 겁니다. 그래서 아토피 환자는 피부 환경 관리가 매우 중요합니다. 포비돈은 세균과 진균까지 모두 조절할 수 있는 소독액으로 피부 상재균과 유해균 관리에 좋습니다. 초등학교 입학 전인 아토피 환자는 통목욕을 시킬 때 물에 포비돈을 희석시켜 그 안에 놀게 하는 방법이 있습니다. 샤워를 주로 하는 나이대의 환자는 포비돈 원액을 솜에 묻혀 병변에 바르고 완전히 마를 때까지 기다렸다가 물로 씻어냅니다. 포비돈은 마를 때 소독력이 나타나기 때문이죠.

약물 치료 알레르기 증상을 해결하기 위해 병원에서 사용하는 약물은 크게 스테로이드와 항히스타민제입니다. 그러나 많은 환자가 스테로이드의 부작용을 우려해 가급적 쓰지 않으려 합니다. 기능의학자인 저도 스테로이드 처방을 좋아하지 않지만 필요에 따라서는 사용해야 할 때가 있습니다. 스테로이드를 사용하는 것이 무조건 나쁘다기보다 원인 치료를 하지 않고 약물로 증상 치료에만 몰두하는 게 옳지 않다는 것입니다. 항히스타민제는 피부 소양증을 해결할 수 있는 좋은 약제입니다. 가려워서 자꾸 긁다 보면 피부에 염증 반응이 진행되어 증상이 악화될 수 있습니다. 그렇기 때문에 스테로이드와 항히스타민제는 증상이 악화되어 항생제와 항진균제까지 처방해야 할 상황을 만들지 않기 위해 필요에 따라 사용하는 것이 좋습니다.

면역과 환경,
같이 관리해야 한다
———— 베체트병

　제가 처음 베체트병 환자를 진료한 것은 2004년 어느 날 오후였습니다. 심한 가슴 통증을 호소하는 환자가 내원했습니다. 얼굴 표정에서도 그 고통이 어느 정도인지 짐작할 수 있었죠. 그분은 저희 병원을 방문하기에 앞서 오전에 한 대학 병원 응급실에서 CT를 찍고 혈액검사를 받았다고 했습니다. 하지만 특별한 소견은 못 듣고 그냥 진통제 처방만 받았답니다. 하지만 집에 돌아와 진통제를 복용해도 통증이 호전될 기미가 보이지 않았고 오히려 더 아파졌습니다. 그래서 집 근처에 있는 저희 병원을 찾아왔던 것입니다.

　진료실 문을 열고 들어오는 환자의 상태가 심상치 않아 X-ray 검사를 먼저 실시했습니다. 검사 결과, 대동맥활이 정상인에 비해 많이 넓어진 것을 볼 수 있었습니다. 저는 환자가 촌각을 다투는 심각한 상태임을 직감하고 즉시 119를 불렀습니다. 그분은 앰뷸런스를 타고 오전에 들렀던 그 대학 병원 응급실로 다시 갔습니다. 그리고 몇 주가 지나서 소식을 들었습니다. 응급실에 가자마자 대동맥박리증으로 응급수술을 받았는데, 지금은 생명에 지장이 없는 건강한 상태라는 거였습니다. 저도 모르게 안도의 숨을 쉬었죠.

베체트병은 정확한 원인 없이 점막과 혈관에 염증을 일으키는 질병입니다. 구강 점막, 결막, 외부 생식기 점막 등에 궤양성 염증을 일으키기도 하고, 혈관염에 의한 동맥박리 같은 심각한 합병증을 동반하기도 하며, 관절을 공격해 관절염 증상을 일으키기도 하는 자가면역질환이죠. 서양인에 비해 중동을 비롯한 아시아인에게 더 흔히 나타나는 것으로 볼 때 베체트병은 환경적 인자 외에도 유전자HLA-B51의 영향을 많이 받는 것 같습니다.

'베체트병'이라는 명칭도 이 질병을 처음 발견한 튀르키예 피부과 의사의 이름을 따서 붙은 것입니다. 연구마다 조금씩 다르긴 해도 튀르키예에서는 인구 10만 명당 20~420명의 유병률을 보이는 반면, 영국에서는 10만 명당 0.64명의 유병률을 보여 인종별 유전자 차이가 베체트병의 발병에 영향을 미친다는 걸 알 수 있습니다. 한국인의 베체트병 유병률은 10만 명당 약 2.6명으로 알려져 있는데, 2020년 발표된 연구 자료에 의하면 2004년부터 2017년까지 연도별 베체트병 발생률이 2004년 10만 명당 8.15명에서 2017년 1.51명으로 81.5%나 감소한 것으로 나타났습니다.[*] 이는 단순 유전자의 영향 이외에 환경적 요인이 베체트병 발병에 영향을 미치고 있음을 시사합니다.

따라서 면역학적 문제와 환경적 요인을 관리함으로 베체트병 환자를 치료하려는 노력이 필요합니다. 유전적 문제는 후천적으로 바꿀 수 없고, 유전자 변이 시 그 유전자의 발현 여부는 메틸레이션(DNA, RNA, 단백질과 같은 다양한 생체분자에 메틸기-CH3를 붙이는 작업)에 의해 좌우될 수 있기 때문입니다. 그동안 제가 베체트병 환자를 치료하면서 중요하게 생각했던 내용을 공유해보겠습니다.

면역 환경 인자 중 헤르페스바이러스나 연쇄상구균 감염이 영향을 주는 것으로 밝혀졌습니다. 이런 미생물의 감염을 이겨내는 데 가장 중요한 면역 시스템에 영향을 미치는 것이 비타민D입니다. 치료 초기 6개월 동안은 가급적 혈중 비타민D 레벨을 100ng/ml 이상 유지해야 합니다. 이때 비타민 SNPs와 PTH 검사를 반드시 해야 하며, 검사 결과에 따라 활성형 비타민D를 추가할지 저장형 비타민D만으로 조절할지 결정합니다. 결정 기준은 PTH가

• Soo Hyun Choi, et al., "Epidemiologic and Etiological Features of Korean Patients With Behçet's Disease", *J Rheum Dis*, 2021.

24pg/ml 이하를 유지하는 것입니다. 비타민C는 6,000mg 이상 복용을 기본으로 하며 환자의 상태에 따라 증감하되 구강 점막 질환으로 파우더 비타민C 복용이 힘들 경우 지용성비타민C도 괜찮습니다.

구강 감염 헤르페스바이러스는 몸속에 잠복해 있다가 면역이 떨어지면 발병하는 것으로, 개발된 약물 치료제가 따로 없습니다. 허브 제품 중 올리브 잎 추출물이 포함된 '올리브렉스'가 있는데, 강력한 항바이러스 효과가 있는 것으로 알려졌습니다. 구강 점막의 세균 증식을 억제하고 세균의 바이오필름을 제거하기 위해 추천하는 것은 '바이오시딘 리퀴드'입니다. 1방울로 시작해 5방울까지 점차 늘려서 하루 3회 복용하는데, 가볍게 혀로 마사지하듯 입에 물고 있다가 삼킵니다. 하루 2회 아침저녁으로 하는 MCT 오일 풀링도 추천합니다.

장내 미생물 유기산과 수소 호기, 헬리코박터균 검사 등을 통해 장내 미생물의 과증식이나 장 누수 유무를 확인한 후 치료합니다.

중금속과 환경호르몬 몸속에 누적된 중금속이나 환경호르몬이 있는지 확인하고 배출하려는 노력이 필요합니다.

음식 관리 베체트병 환자가 금해야 할 음식은 다음과 같습니다.

… 견과류(땅콩, 피스타치오, 아몬드)는 보관하는 동안 눈에 보이지 않는 곰팡이가 증식할 확률이 높습니다. 직접 재배해서 금방 수확한 땅콩 외에는 가급적 먹지 않길 권합니다.

… 입에 넣으면 침 분비를 자극하는 새콤한 과일, 이를테면 파인애플, 레몬,

키위 등은 가급적 제한합니다.

… 장내 미생물과 칸디다균이 좋아하는 먹이가 '당'입니다. 입에 넣었을 때 달다고 느끼는 것은 가급적 먹지 않도록 합니다.

… 음식 항원 검사에서 양성으로 나온 식재료와 장 누수의 원인인 밀가루, 유제품 섭취도 제한합니다. 베체트병의 주된 증상을 '혈관 염증'으로 보기 때문에 염증을 더 악화시키는 오메가6가 풍부한 가공육과 튀긴 음식도 피해야 합니다.

베체트병은 비록 난치성 자가면역질환으로 알려져 있지만 꾸준한 면역과 환경 관리를 통해 충분히 나을 수 있는 병입니다. 제가 치료한 환자는 대부분 증상이 호전되어 일상생활을 지장 없이 영위하고 있습니다.

소화기관에 발생하는 자가면역질환

————— 궤양성대장염

하루는 마른 체격의 40대 중후반 여성 환자가 내원했습니다. 궤양성대장염 때문에 1년에 2~3회는 종합병원에 입원해 약물과 주사 치료를 해왔다고 합니다. 처방 약물은 대부분 스테로이드와 면역억제제였습니다. 그 환자는 약을 끊고 싶어도 또 재발해서 병원에 입원할까 봐 걱정되어 이러지도 저러지도 못하는 상태였습니다.

저는 늘 해왔듯 환자를 안심시키고 가급적 먹는 약을 끊을 수 있도록 안내했습니다. 그리고 기능의학 검사와 함께 장 누수 치료에 들어갔습니다. 그 환자는 체중이 40.9kg으로 심할 때는 인바디 검사 결과 40kg 미만으로 떨어지기도 했으며 체지방률은 보통 22.2%였습니다. 소원이 살찌는 거라고 말할 만했죠.

초기 혈액검사에서 비타민D 레벨이 11.5ng/ml밖에 되지 않았습니다. 자가면역질환 환자에게 가장 중요한 비타민은 비타민D입니다. 그래서 저는 자가면역질환 환자를 치료할 때 최우선적으로 혈중 저장형 비타민D 레벨을 100ng/ml 가까이 올리는 것부터 시작합니다.

추가로 유기산 검사와 수소 호기 검사를 통해 장내 미생물의 불균형을 치료하고, 음식 항원 검사를 통해 지연형 면역반응을 보이는 음식을 제한하고, 자율신경계 중 부교감신경을 향상시키는 운동과 함께 근력 운동을 병행하고, 혈액검사 결과 결핍된 것으로 나타난 영양소를 보충해주었습니다.

그렇게 1년 가까이 꾸준히 노력해 체중이 45kg까지 증가하고, 근육량도 1.2kg이 늘었습니다. 더 이상 스테로이드와 면역억제제를 복용하지 않고도 장이 건강해졌고, 병원에 입원하는 일도 생기지 않았습니다.

소화기관에 발생하는 대표적 자가면역질환인 궤양성대장염은 결장과 직장 내벽에 염증과 궤양을 일으키는 염증성 장 질환입니다. 아직까지 명확한 원인이 밝혀진 것은 아니지만, 다른 모든 자가면역질환의 발병 원인처럼 면역체계의 오작동으로 보는 게 정설입니다. 장내에는 수많은 미생물이 살고 있습니다. 이러한 미생물(바이러스, 세균)의 체내 침입을 막기 위해 우리 몸에서는 엄청난 면역 전쟁이 일어나는데, 이때 원치 않는 불규칙한 면역반응이 정상 세포를

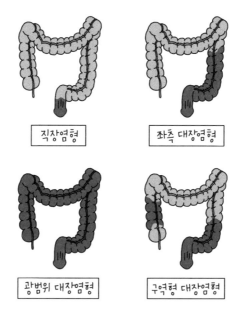

궤양성대장염의 침범 부위에 따른 분류

공격해 장 점막에 염증과 궤양을 유발한다고 보는 것입니다.

궤양성대장염의 증상은 다음과 같습니다.

변의 변화 갑자기 변의를 느끼거나, 변을 누고 나서도 잔변감을 호소하며, 무른 변과 함께 피가 나올 수 있습니다.

복통 경련성 복통이 지속적으로 나타났다가 사라지길 반복하기도 합니다.

체중 변화 보통은 잘 먹지 못해 체중이 빠지는데, 아무리 잘 먹어도 체중이 늘지 않는 경우가 많습니다.

만성피로   대장 유해 미생물의 이상 증식과 점막 염증으로 영양소의 흡수가 잘 이뤄지지 않아 기력이 없고 만성피로에 시달립니다.

기능의학적 궤양성대장염 치료는 기본적으로 장-뇌 축 치료와 같으며, 장 점막의 빠른 재생을 돕기 위한 영양제 복용을 추가합니다.

글루타민   인간의 몸속에서 가장 풍부한 아미노산 성분으로, 장관 점막과 장벽 평활근의 기본 원료입니다. 손상된 장벽의 복구를 위해 경구제 글루타민뿐만 아니라 수액으로 추가 보충을 해주면 빠른 회복에 도움이 됩니다.

식단 관리   대학 병원에서는 궤양성대장염 환자에게 육류 섭취를 제한하는 경우가 종종 있습니다. 붉은 살 육류가 염증을 악화한다고 생각해서인데, 반은 맞고 반은 틀립니다. 국내에서 생산하는 육류는 대부분 GMO 사료를 먹이고, 항생제 주사를 주기적으로 투여하고, 좁은 공간에서 스트레스를 줘가며 키웁니다. 그렇게 사육한 가축의 몸속에는 GMO 성분과 항생제 그리고 스트레스 호르몬이 축적되고, 이는 그걸 먹은 우리에게 고스란히 전달됩니다. GMO 사료는 대부분 옥수수 성분인데, 옥수수에는 오메가6가 오메가3보다 60배 이상 많습니다. 오메가6 성분은 몸속에 들어오면 염증 반응을 더욱 악화시키는 역할을 합니다. 그렇기 때문에 육류 섭취를 제한하는 것이 도움은 되지만, 육류를 완전히 제한하면 필수아미노산 결핍에 빠질 위험이 있습니다. 장 점막과 장벽 근육을 재생하기 위해서는 아미노산이 필요한데 말입니다. 그래서 저는 풀만 먹여 방목해 키운 육류 섭취를 추천합니다.

개인별 맞춤 식단 관리 같은 질병을 앓더라도 개인별 장내 세균의 분포가 다르기 때문에 어떤 환자에게는 식이섬유 섭취를 제한하는 경우가 있고, 어떤 환자에게는 콩 섭취를 제한하는 경우가 있습니다. 공통적인 것은 '단 음식' 섭취를 중단하는 것입니다. 음식 항원, 유기산, 수소 호기 검사 등의 결과를 기반으로 개인별 맞춤 식단 관리와 함께 '장-뇌 축 건강 지침'에 따른 치료를 병행하면 충분히 호전될 것입니다.

5장

매일 더
건강해지는 법

: 기능의학이 강조하는 건강 상식들

"세상에 못 고치는 병은 없으며, 못 고치는 습관만 있을 뿐이다." 제가 환자들에게 종종 하는 말입니다. 지금 당신의 질병은 여태 살아오면서 형성된 습관중에 무엇인가 잘못되었거나, 그동안 옳다고 여기며 길들여온 습관 중에 어딘가 틀렸기 때문에 발생했다고 생각합니다. 그렇기 때문에 어떤 습관이 잘못되었고, 내가 가진 지식에 오류가 있지는 않은지 되짚어보는 시간이 필요합니다. 그러나 바르게 알고 있더라도 삶에 적용하지 않으면, 질병은 결코 나아지지 않습니다. 모두 매일매일 더 건강해지기를 원할 것입니다. 지금 내가 무엇을 잘못 알고 있고, 어떤 습관을 고쳐야 하는지 점검해야 합니다. 바른 의학 상식에서 비롯된 건강관리만이 여러분의 건강을 지켜줄 것입니다.

소금에 대한
오해와 진실

　중학교 과학 수업 시간에 삼투압 관련 실험을 한 적이 있습니다. 먼저 비커 한가운데에 달걀 속껍질 같은 얇은 막을 벽처럼 세워놓고 한쪽에는 소금물을, 다른 쪽에는 생수를 수평이 되도록 똑같이 넣습니다. 그런 상태에서 관찰하면 시간이 지날수록 소금물 쪽의 수심이 높아지는 것을 볼 수 있습니다. 이는 소금물의 삼투압이 높아서 생수 쪽의 물을 빨아 당겨 생긴 현상입니다.

　이런 삼투압 현상은 우리 몸에서도 나타납니다. 연세 많은 어르신 중에는 몸이 자꾸 붓는다고 호소하는 경우가 더러 있는데, 이런 분의 정강이 쪽을 손으로 누르면 움푹 들어가는 함몰성 부종을 보일 때가 있습니다. 이는 혈액의 삼투압이 떨어져서 혈관 밖으로 체액이 빠져나가기 때문에 발생하는 문제일 수 있죠.

그렇다면 혈액의 삼투압을 유지하는 중요한 일을 하는 것은 어떤 성분일까요? 대표적인 것이 혈액 속 단백질 성분과 소금입니다. 소화력이 떨어진 사람에게 단백질과 소금 섭취가 부족하면 혈액 속 삼투압이 떨어지면서 부종이 발생하는 것입니다.

병원에서는 기본적인 혈액검사를 통해 혈액 속 단백질과 전해질을 확인할 수 있습니다. 삼투압으로 인한 문제가 심하지 않으면 초기 검사에서는 이상 소견이 나오지 않을 경우도 있습니다. 그러나 환자분의 증상을 보면 이런 전해질이 불균형 상태에 있다는 걸 유추할 수 있는데, 이는 하루 이틀 만에 생긴 변화가 아니라 장기간 지속된 습관 때문에 비롯된 일입니다. 그리고 여기에는 우리가 그동안 받아온 잘못된 교육이 한몫을 하고 있죠.

고혈압 환자가 오면 대부분의 병원에서는 저염식을 권합니다. 그래서 많은 사람이 일부러 싱겁게 먹으려고 노력합니다. 저염식 이론은 소금이 혈액 속 삼투압을 올리는 역할을 하기 때문에 혈액 속 수분의 양이 많아져서 혈압이 올라간다고 주장합니다. 소금 섭취를 꾸준히 과량으로 하면 혈액량이 증가해 혈압 상승에 영향을 미칠 수 있겠지만, 혈관 상태가 정상인 사람들의 경우 염분 섭취량이 증가했다고 해서 혈압이 금세 올라가지는 않습니다. 기본적으로 우리 몸은 항상성 유지 능력을 갖고 있기 때문에 과량의 염분 섭취를 지속하지 않는다면 그로 인한 고혈압을 걱정할 필요는 없습니다.

혈압은 우리 몸이 스스로 혈액순환을 위해 조절하는 것입니다. 혈관의 손상을 일으키는 다른 원인으로 인해 순환 장애가 발생하면 우리 몸은 압을 올려서 순환을 도우려 합니다. 결국 고혈압은 원인이 아니라 결과인 것입니다. 오히려 고혈압 환자가 너무 오랫동안 저염식을 하게 되면 삼투압이 떨어져 혈액 속 수분의 양이 너무 부족해집니다. 혈액순환 측면에서 볼 때 혈액 속 수분의 양이 줄어들면 순환이 잘 이루어지지 않죠. 그러면 오히려 혈압을 올려서 순환을 도우려는 작용이 일어나며, 이때 혈액 속 수분이 혈관 밖으로 빠져나가 부종이 발생할 수 있습니다.

이와 함께 한국에만 있는 독특한 문화도 지적하지 않을 수 없습니다. 바로 집집마다 갖추고 있는 정수기입니다. 한국은 정수기를 사용할 만큼 수질에 문제가 있는 나라가 아닙니다. 그럼에도 불구하고 정수기 회사들은 정수기를 이용해 깨끗한 물을 마시는 것이 건강에 좋은 것처럼 광고하고 있습니다. 정수기는 불순물과 오염원을 제거하는 좋은 역할을 하지만, 이때 물속의 미네랄도 함께 제거됩니다. 결국 물을 통한 미네랄 섭취가 불가능해지는 겁니다. 요즘같이 지하수가 오염된 세상에서는 수돗물을 끓여서 먹는 게 가장 좋은 방법이라고 생각합니다. 물론 음식을 통해 충분한 미네랄을 공급할 수도 있습니다. 그런데 연세 많은 어르신들은 위장이 약한 상태에서 소화력도 떨어지고 미네랄이 풍부한 음식을 골고루 먹는 것도 현실적으로 힘든 게 사실입니다. 그런 상태에서 오랫동안 저염식을 하다 보면 염분과 미네랄 결핍에 시달릴 수 있고, 특히 땀을 많이 흘리는 더운 여름에는 더욱 위험해집니다.

혈액 속 삼투압 검사는 기본적으로 12시간 금식 후에 진행합니다. 그래서 약간은 수분이 부족하다는 검사 결과가 나오기도 하죠. 그렇더라도 하루 1~1.5L의 수분을 섭취할 경우에 삼투압이 정상으로 유지되는지 확인한 다음, 그것에 맞는 염분 섭취를 조절하면 아무런 문제가 없습니다. 물론 식단의 염도를 수정하는 것이 생각보다 쉬운 일은 아닙니다. 저는 아침에 일어나면 미온수에 1티스푼의 천일염이나 죽염을 타서 마시라고 권합니다. 이렇게 1~2주 정도 실천해보고 예전에 비해 불편한 증상이 사라졌다면, 염분과 미네랄 결핍 때문에 그런 증상이 생긴 거라고 볼 수 있습니다.

그렇다고 모든 환자가 염분 섭취를 늘려야 한다고 말하는 것은 아닙니다. 뭐든 아무리 필요해도 과량 섭취할 경우 건강에 문제를 일으키니까요. 그러나 설탕만큼은 다릅니다. 저는 혈관 관련 질환의 주된 범인은 소금이 아니라 설탕이라고 주장합니다. 설탕을 먹지 않는다고 사람이 죽는 일은 없습니다. 그러나 소금은 다릅니다. 부신의 알도스테론 분비에 문제가 있는 일부 환자는 충분한 소금을 섭취하지 않을 경우 나트륨 결핍으로 사망에 이르기도 합니다.

정상혈압이 260/180mmHg인 기린은 풀만 뜯어 먹기 때문에 설탕을 좋아하는 사람에게 발생하는 동맥경화증이나 고혈압성 신장 병변이 없습니다. 인간만이 과거에 비해 지속적으로 설탕 섭취량이 증가하고 있습니다.

소금이 없으면 음식에 맛이 없습니다. 나이가 들어감에 따라 위장 기능이 약해지고 입맛도 떨어지는데, 거기에 저염식까지 하라면 어르신들은 식사가 즐거움이 아니라 고역이 되고 맙니다. 저는 고혈압 환자나 위장 기능이 약해진 환자가 내원하면 음식을 맛있게 드시라고 권합니다.

서양과 달리 우리나라는 '국' 문화가 발달해 있습니다. 수분이 많은 음식이다 보니 간은 적당하다고 생각하지만, 국물까지 다 먹으면 소금의 절대량이 많아지겠죠. 그래서 저는 국물이 많은 음식은 건더기 위주로 먹되 너무 싱겁지 않게 간을 하라고 권합니다.

소금이야말로 과유불급에 해당하는, 인체에 꼭 필요한 미네랄 성분입니다. 따라서 자신에게 맞는 적정량을 섭취해 건강을 지키도록 노력해야 합니다.

음식 알레르기의 진짜 원인은?

고등어 알레르기의 범인은 고등어가 아니다?

고등어를 먹으면 두드러기 반응이 일어나는 분들 중에서 실제 검사를 해보면 고등어 알레르기가 없는 경우를 종종 볼 수 있습니다. 그렇다면 왜 고등어를 먹으면 두드러기 반응이 일어나는 걸까요?

그것은 고등어에 들어 있는 히스티딘histidine이라는 아미노산 때문입니다. 히스티딘은 단백질 대사에 꼭 필요한 필수아미노산으로 인간에겐 몸무게 1kg당 14mg의 히스티딘이 필요합니다. 그런데 이보다 과량 섭취했을 경우 히스티딘이 몸속에서 히스타민histamine 으로 대사되고, 이 히스타민 때문에 알레르기 반응이 일어나는 것입니다.

오래된 생선에서 비린내가 나는 이유는 미생물에 의해 단백질이 분해되기 때문입니다. 이 과정에서 히스티딘이 많이 발생하는데, 특히 시중에서 판매하는 자반고등어를 먹으면 그로 인해 히스타민 과민증을 일으킬 확률이 높습니다. 하지만 잡은 지 얼마 안 된 고등어에는 히스티딘이 많지 않으니 특별한 경우가 아니라면 안심하고 먹어도 좋습니다.

위산 저하 시 땅콩을 조심해야 하는 이유

외국 드라마를 보면 땅콩을 먹고 질식을 일으키는 장면이 종종 나옵니다. 이는 급성 땅콩 알레르기IgE reaction 때문입니다. 땅콩의 아나필락시스anaphylaxis 반응은 서양인의 경우에는 1.5~3%인 데 반해, 한국인은 0.08%로 낮은 편입니다. 인종별, 국가별로 차이가 있다는 얘기죠.

이와 달리 지연성 음식 항원 검사(IgG4 검사)에서는 위장 기능이 떨어져 있을 때 땅콩 알레르기를 흔히 볼 수 있습니다. 위산 저하인 사람이 땅콩을 먹으면 땅콩 속 단백질을 잘게 쪼갤 수 없어 우리 몸이 그걸 영양소가 아닌 이물질로 여겨 반응하기 때문입니다.

무엇이든 제대로
알고 먹어야 한다

건강한 달걀 고르는 법

달걀에는 고유 번호가 있습니다. 총 10자리로 되어 있습니다. 앞의 4자리는 산란 일자이고 중간 5자리는 생산자 번호입니다. 마지막 한 자리는 사육 방식을 뜻하는데 1번은 방사 사육, 2번은 평사 사육, 3~4번은 케이지 사육을 의미합니다. 당연히 난각 번호가 1번인 달걀을 구입해 먹어야 합니다.

양질의 육고기 고르는 법

대부분의 대량 밀집 사육에서는 기본적으로 GMO 사료를 사용하며, 질병 예방을 위해 주기적으로 항생제를 투여합니다. 게다가 좁은 공간에서 키우면 그에 따른 스트레스 호르몬도 발생합니다.

이렇게 생산한 육고기에는 마블링이 생기는데, 우리는 웬일인지 이런 걸 좋은 고기라고 여기며 사 먹습니다. 기름이 많으니 부드럽고 맛있겠지만 오메가6가 과도해 많이 섭취할 경우 염증 반응을 일으킵니다. 그러니 가급적 마블링이 없는 고기를 선택하세요.

밀가루를 먹지 말라고 하는 이유

곡식을 도정해서 가루로 만드는 게 보편화되기 시작한 것은 그리 오래되지 않았습니다. 그 전에는 방아로 찧어 거칠게 간 곡식으로 음식을 만들었죠. 그런데 도정 기술이 발달해 곡식을 아주 곱게 갈 수 있게 되면서, 우리에게 다가온 질병이 바로 장관의 '장누수증'입니다. 대변의 변화(변비, 설사)가 심하고 뭔가 설명할 수 없는 불편한 증상이 있다면 가장 먼저 밀가루를 끊어보세요.

녹즙은 무조건 좋을까?

녹즙의 파이토케미컬은 일정량 몸속에 들어오면 항산화 시스템을 자극해 건강에 도움을 주지만, 과도하면 독으로 작용해 건강을 해칠 수 있습니다. 저는 1주일에 5일 정도, 1회에 적당량(2모금 정도)만 복용하길 추천합니다. 그리고 녹즙의 재료인 채소는 무농약으로 재배한 것인지, 병원 혈액검사를 통해 유해 물질의 체내 유입은 없는지도 확인해야 합니다.

아침마다 누룽지탕을 먹으면 생기는 일

얼마 전 친구를 만났습니다. 평소 몸을 쓰는 일을 하며 건강한 체격이었는데, 오랜만에 봤더니 배가 많이 나와 있었습니다. 술도 잘 안 마시고, 밤 늦게 야식도 즐겨하지 않고, 10시에 자고 5시에 일어나는 규칙적인 삶을 사는 친구였습니다. 왜 그렇게 배가 나온 것인지 궁금해 원인을 찾기 위해 문진을 시작했습니다. 원인은 아침에 먹은 누룽지탕으로 밝혀졌습니다. 매일 아침마다 소화가 잘되라고 누룽지탕을 끓여서 한 그릇 먹고 출근을 했다고 합니다.

종종 어르신들 중에 소화가 잘되라고 누룽지탕을 끓여서 식사 대용으로 드십니다. 또 흔히 식후에 후식처럼 누룽지탕을 구수하다고 드시는 분도 많은데, 이러면 안 됩니다. 누룽지탕을 먹으면 혈당은 급속도로 올라갑니다. 혈당을 측정해보면 알겠지만 일반 밥을 먹었을 때보다 평균 혈당을 40~50 이상 높입니다. 과하게 들어온 당은 다 쓰이지 못하고 결국 몸에 저장되는데 그때 대부분 중성지방으로 저장됩니다.

식후에 누룽지탕을 추가로 먹는 것은 밥을 먹고 설탕물을 마시는 것과 같습니다. 식후에 단 과일을 먹는 것도 같은 이치입니다. 혈당 관리에 신경 써야 하는 분들이라면, 이와 같은 식습관은 반드시 근절해야 합니다.

모든 오염원의
종착지가 바다라면?

육지에서 사용한 모든 오염 물질은 결국에는 바다로 흘러 들어가 농축됩니다. 생선과 해조류가 더 이상 안전하지 않은 이유입니다. 특히 중금속, POPs, 과불화 화합물PFAS 등은 지질 친화성이 높아 물고기의 내장에 주로 축적됩니다.

해조류 섭취에 더욱 주의해야 하는 이유

인간이 만들어내는 모든 오염 물질은 결국에는 바다로 흘러갑니다. 오염 물질의 최종 도착지가 바다인 것입니다. 그렇다 보니 50년 전 바다와 지금의 바다는 완전히 다릅니다. 식품의약품안전처에서 보고한 환경오염 평가서에 의하면 축산물에 비해 수산물의 오염이 적게는 100배, 많게는 400배가 넘는다고 합니다. 특히 해조류(다시

마, 김, 톳 등)는 바다로 흘러 들어간 오염 물질을 흡수하기 때문에 더이상 안전한 식재료가 아닙니다.

생선의 내장을 먹으면 안 되는 이유

바다의 모든 오염원이 농축되는 곳은 물고기의 기름기 많은 장기와 내장입니다. 과거에는 젓갈 형태로 많이 먹던 부위죠. 특히 간과 소화기에는 PFAS가 가장 많이 농축됩니다. 생선을 즐기고 싶다면 가급적 살 부위만 먹으세요. 이는 두족류(문어, 오징어 등)도 마찬가지입니다.

기능의학자가 연어를 먹지 않는 이유

온 국민이 좋아하는 대표적인 생선에는 연어가 있습니다. 영양가도 풍부하고 맛도 좋다 보니 많은 분이 선호하는 식재료입니다. 주로 회로 먹는 것을 선호하는데, 자연산 연어의 경우 기생충 감염의 위험이 높기 때문에 회로 먹기는 힘들고 그나마 익혀서 먹는 것을 추천합니다. 사실 많이 잡히지 않아서 실제로 구하기도 힘듭니다. 그렇다 보니 사업성을 위해서 양식을 통해 공급하게 되며, 우리가 먹는 연어의 대부분은 양식이라고 보면 됩니다. 양식 연어의 색은 자연산 연어와 다릅니다. 그래서 비슷한 색을 맞추기 위해서 색소 역할을 하는 인공 아스타잔틴astaxanthin을 먹여서 색을 맞춥니다.

또한 양식 연어의 문제는 치어를 키우는 과정에서 질병을 예방하기 위해 수차례의 백신 접종과 함께 항생제를 사용하며, 먹이로 주는 사료 역시 오염된 경우가 많다 보니 환경호르몬 검사를 해보면 생각보다 많은 양의 환경호르몬이 양식 연어에서 검출됩니다. 가끔씩 먹는 것은 큰 문제가 되지 않지만 너무 자주 먹게 되면 몸속에서 대사되기도 전에 추가 노출로 몸속 환경호르몬 농도가 높아집니다.

이와 함께 저는 서해안에서 나는 패류는 가급적 먹지 않으려 합니다. 그 이유는 우리나라의 서해는 중국의 동해와 맞닿아 있는데 대부분의 중국의 공장과 원전이 해안가에 위치해 있습니다. 해마다 중국 공장에서 뿜어져 나오는 중금속이 우리나라 서해에 쌓이는데 그 양이 어마어마합니다. 수은만 보더라도 1년에 10톤 이상이 서해안 바다 바닥에 쌓입니다. 오염 물질이 바닥에 쌓이다 보니 바다 바닥에서 생활하는 해양 생물체의 경우 그 오염이 심각합니다. 따라서 바다의 오염이 점점 심각해지는 상황에서 가급적 오염이 적은 해산물을 섭취하려고 노력해야 합니다. 주의하지 않은 채 먹을 경우 오염 물질이 체내에 계속 축적되어 몸 건강을 위협할 것입니다.

소화력을
높이는 법

소화는 입에서부터 시작된다

소화 기능이 떨어진 사람은 위에서 해야 할 일을 입이 대신 도와
줘야 합니다. 소화가 안 된다고 부드러운 음식을 찾는 것은 잘못된
선택입니다. 부드러운 음식일수록 대충 씹고 삼키는 경향이 큰데,
그러면 속은 편할지 모르지만 음식물을 분해해서 영양소로 흡수하
는 소화 작용에는 도움이 되지 않습니다. 오히려 고두밥을 입에서
죽이 될 때까지 씹어서 삼키는 게 소화에는 더 유익합니다.

장 건강에 유산균이 필수는 아니다

아무리 좋은 유산균을 먹어도 평소 섭취하는 음식이 형편없으면
장은 건강해질 수 없습니다. 한국인에게는 훌륭한 자연 유산균이

있죠. 잘 발효된 청국장과 김치가 그것입니다. 예전엔 김치를 담글 때 젓갈을 주로 사용했는데, 요즘은 바다 오염이 심해서 젓갈의 양을 줄이고 천일염이나 간장을 사용하는 분이 많이 늘었습니다.

장과 뇌는 연결되어 있다

본래 우리의 장과 뇌는 연결되어 있었습니다. 그래서 장이 좋지 않으면 머리가 아프고 불면증이 생길 수 있습니다. 스트레스를 받으면 배가 아프기도 하고요. 스트레스는 만병의 근원이라는 말도 그래서 생긴 것입니다. 히포크라테스 또한 모든 병은 장에서부터 시작된다고 했죠. 어찌 보면 다 같은 말입니다.

암세포,
어떻게 죽일 것인가

암은 대사질환이다

암은 해당 암 유전자가 발현되어야 생깁니다. 그렇다 보니 암을 유전자 질환으로 생각하기 쉬운데, 그렇지 않습니다. 암은 고혈압과 당뇨 같은 대사질환에 해당됩니다. 기능의학적 몸 관리를 잘하면 암이 발생하지 않는 몸으로 바뀌는 걸 볼 수 있습니다.

기초체온 관리의 중요성

암 환자의 기초체온은 건강한 사람보다 낮습니다. 감기에 걸리면 보통 체온이 올라가는데, 이는 체온을 올려서 면역 기능을 높이려는 우리 몸의 작용입니다. 면역이 떨어진 사람은 대부분 기초체온이 낮습니다. 따라서 건강을 위해서는 기초체온을 높이기 위한 노력이 필요합니다.

암세포는 중금속을 좋아한다?

암 환자의 수술 부위 조직 속 중금속을 검사해보니, 정상 세포 속 중금속의 양보다 암세포 속 중금속의 양이 훨씬 많았습니다. 이것이 중금속을 1군 발암물질로 여기는 이유인데, 암세포가 중금속을 좋아하는 것인지 정상 세포에 중금속이 축적되면서 암이 생겨난 것인지는 정확하게 알 수 없습니다. 하지만 암세포 속에 중금속이 많다는 것은 분명한 사실입니다.

킬레이션 치료란?

'킬레이션chelation'은 '집게발로 캐낸다'라는 뜻의 그리스어에서 파생한 단어로, 몸속에 있는 중금속을 몸 밖으로 빼내는 치료를 말합니다. 대부분의 중금속은 반감기가 40년이 넘을 정도로 한 번 몸에 들어오면 잘 빠져나가지 않습니다. 그렇기 때문에 중금속을 몸 밖으로 빼내는 치료가 별도로 필요하죠. 중금속의 종류에 따라 그 방법이 다르기 때문에 전문가의 조언에 따른 적절한 조치가 필요합니다.

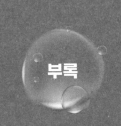

부록

단일염기다형성에
대하여

인간의 유전자를 연구하기 시작해 전체 유전자 지도를 완성하기까지 13년이 걸렸습니다. 인체의 오묘함을 생각하면 그리 오랜 세월이 걸린 건 아니라고 생각합니다. 이러한 유전자 지도를 완성할 때까지만 해도 우리는 인간의 질병을 얼마든지 컨트롤할 수 있을 거라는 큰 환상 속에 들떠 있었죠.

그러나 연구를 거듭할수록 생각지도 못한 여러 변수가 나타났습니다. 그중 하나가 바로 단일염기다형성인데, 이 염기 서열의 변화가 인체의 여러 기능에 변화를 가져오고 암의 유발을 초래한다는 사실이 밝혀졌습니다. 지금까지 알려진 단일염기다형성은 대략 6억 개에 달합니다. 지금까지 밝혀진 게 그 정도이고, 아마 앞으로도 계속 새로운 단일염기다형성이 나타날 것입니다.

그렇다면 왜 이러한 염기 서열의 변화가 발생하는 걸까요? 제가 생각하는 주된 원인은 다름 아닌 환경오염입니다. 2019년 KBS 뉴스의 보도에 의하면, 중국에서 날아오는 미세먼지 속 오염 물질로 인해 인체에 질병을 유발하는 유전자 변이가 39개나 나타났다고 합니다. 호흡기뿐만 아니라 식품첨가물에 의한 노출, 미세 플라스틱과 환경호르몬의 공격에서 우리는 속수무책 당하고 있습니다. 그렇게 발생한 질병 때문에 병원에 가면 그 원인을 찾아 해결하려 하기보다 또 다른 이물질(약)을 처방하며 증상의 호전만을 추구합니다.

그런데 이런 연구는 인종별, 대륙별로 각기 다른 결과를 보여줍니다. 즉, 유전자 변이가 환경적 요인에 의해 영향을 받는다는 뜻입니다. 이는 쌍둥이 연구와 맥락이 비슷합니다. 유전자가 똑같은 일란성 쌍둥이들이 각기 떨어져 생활하고 먹거리가 다른 환경에서 성장했을 때, 성인이 되어서 발생하는 질병의 양상은 물론 건강 상태도 다르다는 것입니다.

이러한 문제는 단순히 본인에게서만 끝나는 게 아닙니다. 자신의 유전자를 자녀에게 넘겨주기 때문에 집안 대대로 여러 독특한 질병이 나타납니다. 우리가 할 수 있는 일이 특별히 없는 걸까요? 그렇지 않습니다. 유방암을 유발하는 BRCA1 breast cancer type 1 유전자를 갖고 있다고 해서 무조건 유방암에 걸리는 것은 아닙니다. 식습관과 생활 습관 관리를 통해 암의 발생을 막을 수 있기 때문입니다.

비타민 대사
유전자 변이, SNPs란?

    계속된 단일염기다형성 연구로 지금은 좀 더 정밀한 비타민 관리가 가능해졌습니다. 과거에는 부족한 영양소를 고용량으로 채워주기만 했다면, 개인별 맞춤 비타민 처방이 가능해졌죠. 우리가 먹는 음식에는 탄수화물, 단백질, 지방, 미네랄, 비타민 등의 영양소가 모두 포함되어 있습니다. 우리는 영양소를 얻기 위해 단순히 음식을 먹기만 하면 그만이라고 생각하지만, 몸속에서는 수많은 복잡한 과정이 필요합니다.

    우선 먹은 음식을 분해해야 합니다. 입에서 분비하는 침과 위에서 분비하는 위액에는 이런 영양소를 분해해 흡수할 수 있게끔 도와주는 효소가 들어 있습니다. (잘 분해되었다는 가정하에) 영양소를 장관 내에서 체내로 흡수하기 위해서는 장 점막 통과 과정이 필요합니다. 그런데 장 점막에서는 장내 미생물의 체내 침입을 막고 영양소만 흡수해야 합니다. 그래서 장 점막이 망가지면 이런 일을 할 수 없기 때문에 영양소 흡수가 일어나지 않고, 대신 장내 독소와 세균이 체내에 들어오는 장 누수가 발생해 큰 문제가 생깁니다. (장 점막에 아무런 문제가 없다는 가정하에) 잘 흡수된 영양소는 혈액을 통해 체내 곳곳으로 이동합니다. 이렇게 흡수된 영양소는 그 상태 그대로 이동하기도 하지만, 영양소에 따라 몇 단계의 활성화 과정을 거치기도 합니다.

이런 활성화 과정에도 효소가 필요합니다. 그런데 이 효소를 만드는 유전자에 단일염기다형성이 발생하면, 아무리 좋은 비타민과 음식을 먹어도 활용 단계에 해당하는 활성형 형태의 영양소를 만들 수 없습니다. (이 과정에 필요한 효소가 정상이라는 가정하에) 활성화된 영양소가 이동할 때에는 결합 단백질이 필요할 때도 있습니다. 예를 들어, 우리가 서울에서 부산을 간다고 칩시다. 걸어서 갈 수도 있지만, 좀 더 빠르고 편하게 가기 위해서는 비행기, 기차, 버스 등을 탈 수도 있죠. 교통수단을 이용할 때는 탑승 수속 절차를 밟아야 하듯 이 운반 단백질에 결합binding하는 데도 과정이 필요합니다.

그런데 이런 결합 단백질을 만드는 유전자에 단일염기다형성이 발생하면 영양소를 결합해 운반하는 데 문제가 발생합니다. 이렇듯 영양소를 운반하는 단백질에 문제가 생기면 영양소를 세포에 제대로 전달하기 힘들어지겠죠. 결합 단백질에 문제가 없어 세포에 잘 배달되었더라도 여기서 끝나는 게 아닙니다. 세포로 들어가기 위한 문을 통과해야 하는 경우도 있습니다. 출입증이 있어야 회사에 들어갈 수 있는 것과 같죠. 그런데 그 문을 만드는 유전자에 단일염기다형성이 있을 때에는 그곳을 통과할 수 없습니다. 문밖에 아무리 영양소가 넘쳐나도 세포 안에서는 영양소 결핍이 있을 수 있다는 뜻입니다.

우리가 먹은 음식과 영양제가 몸속에서 바른 작용을 하려면 이처럼 수없이 많은 복잡한 과정이 필요하며, 단순히 식사를 잘 한다고 해서 우리가 건강해지는 건 아니라는 겁니다.

1) 비타민C SNPs

우리가 주로 먹는 비타민C는 수용성입니다. 수용성은 물에 녹는 성질을 가졌다는 뜻입니다. 그런데 이 수용성비타민C가 세포로 들어가기 위해서는 독특한 통로가 필요하고, 여기에 문제가 생기면 체내 흡수에도 문제가 발생합니다. 인간은 체내에서 비타민C 합성을 할 수 없기 때문에 음식이나 영양제를 통해 공급해야 합니다. 섭취한 비타민C는 혈관을 통해 이동해서 세포로 들어가는 문을 지나가야 하고요. 인체에는 2개의 나트륨 의존성 비타민C 수송체, 곧 SVCT1sodium-dependent vitaminC transporter 1과 SVCT2sodium-dependent

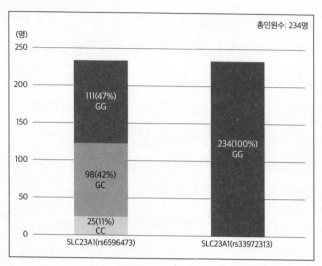

비타민C SNPs 검사 결과

vitaminC transporter 2 그리고 1개의 포도당 운반체GLUT, glucose transporter 가 있는데, 비타민C는 이 통로를 통해서만 이동할 수 있습니다. SVCT2와 GLUT는 인체의 거의 모든 세포 조직에 있고, SVCT1은 피부·폐·간·신장·장관(소장, 대장) 등에 있습니다. 비타민C 이동 통로가 많을수록 조직 내 필요량이 더 많을 수 있다는 뜻이기도 합 니다. 가령 우리 몸에서 면역을 담당하는 백혈구에는 SVCT2만 있 고, 적혈구에는 GLUT만 있습니다.

최근 비타민C 수송체 관련 유전자 검사가 가능해진 덕분에 저희 병원을 찾은 환자를 대상으로 이를 실시해봤습니다. 검사 결과, 총

234명의 대상자 중 111명(47%)이 정상으로 나타났고, 유전자 변이가 1개 있는 경우는 98명(42%), 유전자 변이를 2개 모두 갖고 있는 경우는 25명(11%)이었습니다. 생각보다 많은 123명(53%)이 비타민C 유전자 변이를 갖고 있는 것으로 나타난 것입니다. 이런 분들은 비타민C를 단순히 수용성으로 복용하기보다 리포솜 형태의 지용성비타민C를 추가로 복용하는 게 더 좋을 것으로 판단됩니다. 추가로 검사한 SLC23A1(rs33972313)은 대상자 모두 정상으로 나와 한국인에게서는 변이가 없는 유전자 형태인 것으로 보입니다.

유전자는 부모에게서 각각 하나씩 받는 것이고, 환자 자신도 역시 자녀에게 넘겨주어야 하는 것이므로 미리미리 알고 대처한다면 좀 더 슬기롭게 비타민 영양제 복용을 관리할 수 있을 것입니다.

2) 비타민D SNPs

우리가 섭취 또는 피부를 통해 만들어내는 비타민D 전구체는 콜레칼시페롤cholecalciferol 형태의 비타민D3입니다. 비타민D3는 혈액을 거쳐 신장으로 이동한 후 그곳에서 중간 형태인 25-OH D3의 비타민D3로 바뀝니다. 이 형태를 저장형 비타민D라고 부르는데, 여러분이 병원에서 혈액검사를 통해 확인하는 검사 수치이기도 합니다.

CYP2R1 유전자는 간에서 콜레칼시페롤을 25-OH D3로 전환하는 일을 합니다. 저희 병원을 찾은 환자를 대상으로 실시한 유전자

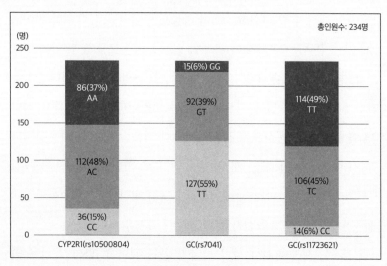

총인원수: 234명

(명)
250

86(37%)
AA

15(6%) GG

114(49%)
TT

92(39%)
GT

200

112(48%)
AC

127(55%)
TT

106(45%)
TC

150

100

50

36(15%)
CC

14(6%) CC

0

CYP2R1(rs10500804) | GC(rs7041) | GC(rs11723621)

비타민D SNPs 검사 결과

검사에서 CYP2R1 유전자의 변이가 63%로 높게 나타났습니다. 생각보다는 한국인에게 비타민D 활성화 유전자에 문제가 많은 것 같습니다. 아울러 여러 가지 형태로 환자들에게 각기 다른 영향을 미치는 것으로 볼 때 CYP2R1 유전자 말고도 다양한 다른 유전자의 변이가 있을 것으로 추정됩니다. 앞으로 지속적인 연구를 통해 정밀한 검사가 이뤄질 수 있게 해야 할 것으로 보입니다.

GC 유전자는 비타민D가 혈액 속에서 이동하는 걸 도와주는 결합 단백질 유전자입니다. GC 유전자 중 rs7041의 경우 정상인은 15명 (6%)뿐이고, 219명(94%)은 유전자 변이를 갖고 있는 것으로 나타났습니다. 같은 유전자 형태에서도 환자들의 비타민D 결괏값이 각기 다르게 나타나는 것으로 볼 때 또 다른 유전자 변이의 영향을 받는 것으로 판단됩니다.

그리고 25-OH D3는 혈액을 거쳐 신장으로 이동하고, 신장에서 칼시트리올calcitriol(1, 25-(OH)2D3)로 전환되어 비로소 비타민D의 활성화 형태로 바뀝니다. 병원에서 활성 형태의 칼시트리올을 검사할 수 있으나, 그렇게 하지 않고 저장 형태의 비타민D3를 검사하는 이유는 그 결과의 신뢰도 때문입니다. 저장형 비타민D는 검사를 반복할 때 결괏값에 변화가 거의 없지만, 활성 형태는 변화의 폭이 너무 커서 판독이 불가능하거든요.

비타민D SNPs 검사에는 간에서 기본 콜레칼시페롤 형태의 D3를 25-OH D3로 바꿀 때 필요한 유전자 검사, 그리고 신장에서 25-OH D3를 '1, 25-(OH)2D3'로 바꿀 때 필요한 유전자 검사가 각각 따로 있습니다. 이 검사를 통해 어느 쪽에서 문제가 생기고 있는지 확인할 수 있죠. 그리고 비타민D를 운반할 때 필요한 결합 단백질을 만드는 유전자 검사도 개발되었습니다. 유전자 검사가 없던 시절에는 경험적으로 혈중 저장형 비타민D와 PTH를 통해 간접적으로 환자의 적정 비타민D 레벨을 예측해왔습니다.

우리는 흔히 뼈 건강을 위해 비타민D 복용을 권하는데, 엄밀하게 말하면 비타민D(칼시트리올)는 혈중 칼슘 레벨을 유지하는 기능을 합니다. 그래서 섭취하는 칼슘의 양이 적은 상태에서 비타민D 레벨만 높이면 칼시트리올이 뼈에 포함된 칼슘을 빼내 혈중 칼슘 레벨을 유지하려고 합니다. 그러면 골다공증이 더 심해질 수 있죠. 그렇기 때문에 비타민D를 먹을 때는 항상 멸치하고 김을 빼놓지 말아야 합니다. 경구제로 섭취하는 칼슘이 충분할 때에는 뼈에서 칼슘을 빼낼 필요가 없을 테니까요. 식단에 멸치와 김이 빠지지 않는다면 칼슘 공급에 문제가 없기 때문에 따로 칼슘제를 복용할 필요는 없습니다. 그래서 저는 가급적 칼슘 보충제를 먹기보다는 식단으로 조절하길 권합니다. 하지만 그보다 더 중요한 것은 혈중 칼슘을 뼈에 넣어주는 역할을 하는 비타민K2가 부족하지 않도록 식단을 짜는 것입니다. 비타민K2 결핍 환자에게 고용량의 비타민D와 칼슘을 처방할 경우 칼슘이 뼈로 들어가지 못하고 혈관과 기타 연부 조직에 침착하는 부작용이 일어납니다.

이 모든 것을 만족시키는 한국인의 식단이 바로 청국장입니다. 발효된 콩에는 비타민K2가 풍부하며, 콩이 주원료인 청국장은 한국인의 장관 내 유익한 유산균의 증식을 돕습니다. 냄새 때문에 잘 못 먹는 분들께는 낫토를 추천합니다.

3) 비타민A SNPs

지용성비타민 중에서 가장 잘 알려지지 않은 것이 비타민A일 것

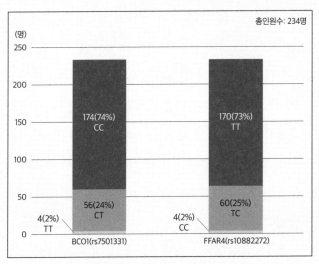

비타민A SNPs 검사 결과

같습니다. 비타민A는 뼈에서 조골세포의 기능을 향상시키고, 파골세포의 기능은 떨어뜨리며, 그 밖에 인체의 여러 분비샘 조직의 기능을 조절하는 역할을 합니다.

비타민A SNPs 검사에는 BCO1과 FFAR4의 2가지 항목이 있습니다. 저희 병원을 찾은 환자 234명을 대상으로 실시한 검사 결과, BCO1 유전자에 1개의 유전자 변이를 갖고 있는 환자는 56명(24%), 2개 유전자 모두 변이가 있는 환자는 4명(2%)으로 나타났습니다. BCO1 유전자는 우리가 섭취한 식물 속 비타민A 전구체인 베타카로틴을 레티놀로 바꿔주는 기능을 합니다. BCO1 유전자가 정상일지라도 식물 속 베타카로틴의 레티놀 전환율은 17% 정도밖에 되지 않습니다. 거기에 유전자 변이까지 있다면 식물을 통한 비타민A 섭취는 거의 불가능에 가깝다고 할 수 있습니다. 따라서 이런 유전자 변이를 갖고 있는 사람은 채식만을 고집해서는 절대 안 됩니다. 동물성 식재료를 통해 섭취하는 레티놀은 BCO1 유전자와 무관하게 우리 몸에 흡수됩니다. 레티놀은 소와 돼지 그리고 생선은 대구의 간에 풍부합니다. 최소 1주에 1회 정도 섭취하면 결핍 상태에 빠지지 않을 것입니다.

FFAR4에 관한 연구는 지금도 진행 중이며 지금까지 알려진 FFAR4 유전자의 기능은 조골세포를 자극하고, 파골세포를 억제해서 뼈를 만들고, 뇌하수체와 췌장에서 호르몬 분비를 조절합니다. 그리고 GLP-1을 분비해 혈당을 조절하며, 소장에서 콜레시스토키닌CCK를 분비시켜 담낭과 췌장액이 잘 배출될 수 있게 도와주는 역할에 관여합니다. 저희 병원을 찾은 환자의 27%에서 유전자 변이가 있는 것으로 나타났습니다.

앞서 언급했듯 편견과 지식 부족 때문에 지용성비타민의 체내 축적을 걱정해 복용을 꺼리는 사람이 종종 있습니다. 하지만 기능의학적으로 환자를 진료하면서 제가 느끼는 것은 체내 과량 축석에 의한 문제보다 결핍에서 비롯된 문제가 더 크다는 점입니다. 따라서 최소한의 기본 지용성비타민 복합체를 이용해 관리하는 게 필요

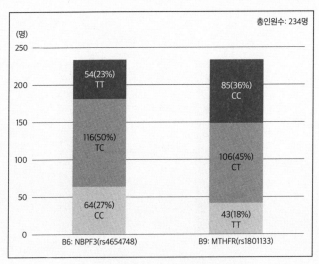

비타민B6와 비타민B9 SNPs 검사 결과

하며, 개인적 관리가 힘들다면 기능의학 주치의와 상의해보길 추천합니다.

4) 비타민B군 SNPs

비타민B군 중에서 기능의학적으로 중요한 것을 선택하라고 하면 저는 비타민B6와 비타민B9을 고르겠습니다. 이 2가지 비타민은 DNA 메틸레이션 과정과 신경전달물질 제조 과정에 쓰이며, 에너지대사에도 조효소로 쓰입니다. 비타민 유전자 검사 대상자 234명 중 비타민B군 SNPs가 없는 정상군은 비타민B6 54명(23%), 비타민

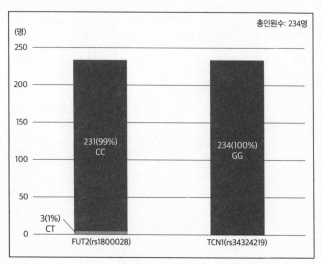

비타민B12 SNPs 검사 결과

B9 85명(36%)으로 생각보다는 적었습니다. 이는 아무래도 기능의학 병원을 찾은 환자들의 증상이 그렇지 않은 정상인에 비해 심할 테고, 기본적인 비타민을 복용해도 효과가 없어 내원했을 가능성이 높기 때문일 겁니다. 그리고 유전자 변이가 1개인 군에 비해 2개 모두 변이를 갖고 있는 환자의 증상이 더 심한 것으로 나타났습니다.

기능의학 병원에서 처방하는 비타민 역시 기본적으로 활성형이 아닌 기본형입니다. 그러나 이런 유전자 변이를 갖고 있는 환자가 기본형 비타민을 섭취하면 몸속에서 활성형으로 전환시키는 능력이 떨어져 유전자 변이가 없는 정상인에 비해 비타민 결핍 증상을 더 심하게 경험할 수 있습니다.

이 책을 읽는 독자 중 기본형 비타민을 복용하고 있음에도 증상 호전을 보지 못하고 있다면 반드시 비타민 SNPs 검사를 진행해 자신의 유전자 형태에 맞는 비타민을 처방받을 필요가 있습니다. 만약 비타민B6 유전자 변이가 있다면 비타민B6의 활성형인 P5P 형태의 비타민B6를 복용해야 합니다. 그리고 비타민B9 유전자 변이가 있다면 비타민B9의 활성형인 메틸 엽산 형태의 비타민B9을 복용해야 합니다.

한편, 비타민B12 관련 유전자 검사에서는 234명 중 단 3명(1%)만이 1개의 유전자 변이를 보였습니다. 따라서 해당 검사에 대한 좀 더 세밀한 연구가 필요해 보입니다. 이 비타민B12의 경우 아무리 1%밖에 안 되는 유병률이지만, 그 결과에 따라 치료법이 완전히 달라지기 때문에 정확한 검사 후에 기능의학자의 조언을 따르는 게 현명할 것입니다.

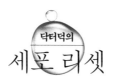

닥터덕의
세포 리셋